POR QUÉ
DUELE TANTO

Ro Jiménez

POR QUÉ
DUELE TANTO

Una guía para entender el dolor de
un corazón roto y aprender a cuidar de ti

Papel certificado por el Forest Stewardship Council®

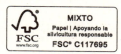

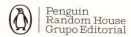

Primera edición: mayo de 2024

© 2024, Ro Jiménez
© 2024, Penguin Random House Grupo Editorial, S. A. U.
Travessera de Gràcia, 47-49. 08021 Barcelona
© 2024, Silvia Iruela, por las ilustraciones del interior

Printed in Spain – Impreso en España

ISBN: 978-84-666-7862-9
Depósito legal: B-5.967-2024

Compuesto en Llibresimes, S. L.
Impreso en Rodesa
Villatuerta (Navarra)

BS 7 8 6 2 9

A la mujer que me enseñó lo que significa
la palabra «resiliencia», siendo refugio, hogar, calma
y el abrazo que necesitaba,
al mismo tiempo que madre, abuela y familia.
A ti, Abu: por darme la vida, aun sin haberme tenido.
A ti, siempre por hacerme ser quien soy hoy.
Todo lo que haga en mi vida siempre en tu nombre:
Carmen.

Índice

Introducción

Si estás empezando este libro, es probable que te estés haciendo cientos de preguntas en tu cabeza, que dudes de si realmente tienen respuesta. Es probable, además, que te cuestiones qué es lo que hay detrás de toda esta incertidumbre y si en algún momento se irá para dejarle paso a la calma que llevas semanas, e incluso meses, buscando. Estas incógnitas, aunque las sientes dentro de ti, no solo son tuyas, sino que forman parte de ese conjunto de cosas que nos ocurren a todas por dentro y que nadie se atreve a pronunciar en voz alta. A lo largo de estas páginas —más que un libro cualquiera, es una guía que te podrá acompañar durante toda tu vida—, encontrarás las respuestas a por qué duele tanto todo lo que está relacionado contigo cuando tu corazón se rompe y deja de ver las cosas con la misma claridad de siempre, pasando por los diferentes tipos de relaciones y de amores que existen y que seguramente te has encontrado o te encontrarás durante tu vida.

Entre estas páginas, no solo te vas a reencontrar con esas versiones de ti que quizá tienes descuidadas y olvidadas, sino que también te encontrarás conmigo, con mi historia y todo lo que me ha movido por dentro para hacer de lo que duele un refugio al que siempre puedas volver cuando te sientas perdida. Cada capítulo comienza con una parte de mí que nunca me he atrevido a contar en voz alta para que, a través de mis ojos, comprendas lo que tú también llevas dentro. Pero como la vida no es lineal, los capítulos tampoco lo son y algunos están interconectados con otros, aunque si los lees en orden te aseguras de seguir el hilo y poder conectarte aún más. Cada capítulo te brindará la oportunidad de que seas consciente de todo lo que te preocupa desde una perspectiva autocompasiva y, sobre todo, cercana. Sin embargo, por cuestiones que tienen que ver con mi privacidad y la de todos los que han compartido su camino conmigo de una forma u otra, ninguno de los nombres que encontrarás aquí se corresponden con los reales, pero sí reconozco que la mayor parte de lo que he volcado aquí es honesto con la versión de la historia que viví en primera persona. Para mí, todo esto es mucho más que un manual en el que encontrarse a una misma: se trata de un espacio único en el que abro todo lo que me llovió por dentro y lo convierto en las flores que se ven desde fuera. Tanto es así que me gustaría que te tomases la libertad de ponerte como protagonista y caminar de mi mano en este viaje, porque también es tuyo, aunque yo esté contigo para acompañarte. Personalmente, esta aventura que estás a punto de comenzar a vivir tiene mucho más que ver contigo de lo que pudieras imaginarte. ¿Sabes la sensación de adrenalina antes de coger un vuelo? Pues esto es similar, con la diferencia de que ahora no sabes en qué lugar te bajarás. Lo que sí puedo prometerte es que, sea cual sea el destino, merecerá la pena.

Cuando comencé a escribir este libro, me lo planteé absolutamente todo sobre él: cómo quería estructurarlo, a qué público dirigirlo, qué quería transmitir y de qué forma, etc. Y una de las decisiones que tomé es escribirlo en femenino por una cuestión pura y meramente estadística, teniendo en cuenta que las personas con las que trabajo son mujeres. Eso sí, cualquier persona que lo tenga en sus manos está invitada a empaparse de él. Otra de las decisiones clave fue contestar a los porqués que más recibo a nivel profesional tanto en redes sociales como en los diferentes talleres y formaciones que imparto como educadora social y, a pesar de que he volcado todos mis esfuerzos en que así sea, necesito que sepas de antemano que, aunque considero que este libro puede ofrecer muchísimas respuestas, bajo ningún concepto sustituye a un proceso terapéutico individual. Espero que pueda convertirse en tu compañero, en tu guía, en ese lugar al que siempre te apetecerá volver cuando todo se nuble fuera, pero sobre todo que te impulse a pedir ayuda personalizada si es eso lo que sientes que necesitas durante este momento vital. Es valiente que hayas abierto la puerta para encontrarte contigo, pero aún lo será más cuando seas honesta contigo misma y sueltes la responsabilidad de poder con todo sola, porque no es así, aunque a veces es lo que nos gustaría.

Pero antes de comenzar, quiero hacerlo explicando la noche en que cogí mi desesperación y decidí convertirla en el inicio de todo lo que hoy ves aquí. Fue una yo más joven, menos profesional pero más humana, ya que me acercó a todo lo que soy hoy.

Carta a la desesperanza de no volver a encontrarme

Estoy perdida en el vacío de la incertidumbre que deja la pérdida, y reconozco que tengo miedo por si nunca puedo volver a mirarme a mí misma con los mismos ojos que antes. Me veo asustada, triste, una versión de mí que ya no siente que puede con todo, una versión más rota, más desgastada, una yo que se está reconstruyendo.

Si has llegado hasta aquí, créeme que te entiendo demasiado, te entiendo porque a mí también me da vértigo la sensación de no saber cuándo volveré a sentir la ilusión por primera vez en mucho tiempo.

Y tengo miedo de no ser capaz de recuperar ese brillo en los ojos de nuevo. Te entiendo, porque yo también me levantaba (y aún me levanto a veces) cada mañana con ese nudo en el pecho que no sé a quién le correspondía, pero que a mí me ahogaba hasta hacerme olvidar quién soy. Y sí, es agotadora la manera en la que ese nudo te convence una y otra vez de que no serás suficiente ni capaz. Esto lo sé porque ese nudo y yo nos convertimos en mejores amigos.

Un día decidí ponerle el nombre de «desesperanza» porque ninguna otra cosa se le parecía: era demasiado brusco para ser tristeza, pero demasiado agridulce como para ser rabia. Así que decidí escribirle una carta a modo de despedida porque curiosamente, cuando empecé a cuidarlo, mimarlo y darle su espacio... se transformó y a mí con él por el camino. Te comparto esta carta a modo de golpe de realidad: ¿de dónde me nace la necesidad de comprender todo lo que vas a encontrar en estas páginas? ¿Cuándo empezó este nuevo camino hacia mí misma? ¿Y qué tiene que ver todo esto contigo?

Aunque la tristeza ha sido desde siempre mi emoción favorita, o quizá con la que más he convivido por suerte o por desgracia, no fue hasta 2022, a raíz de una ruptura brusca y sin sentido (o eso creía yo), cuando me topé con una tristeza tan profunda que solo me dejó dos opciones: o entenderla y avanzar o ahogarme en ella con todas las consecuencias. Me decanté por la primera y empecé a escribirlo todo para no olvidarme nunca de dónde partía y a dónde quería llegar.

27 de mayo de 2022 a las 3.45, Cataluña, España

Desesperanza, no sé qué hago aquí, pero acabo de tomar la decisión firme de escribirte y sumergirme en ti para poder soltar algo de todo lo que me pasa por dentro ahora mismo. Me siento completamente rota, apagada, inmóvil e insuficiente. No entiendo tu función y, en consecuencia, tampoco la mía. ¿Qué hago aquí? ¿Cuándo ha ocurrido todo esto? ¿Quién soy? ¿Por qué no lo vi antes? ¿Acaso tenía algo que ver? Tengo miedo, siento que me has hecho perderme y alejarme de quien era. Me has hecho pedirle a la vida que se pare y cese todo lo que llevo dentro. ¿Cuándo has llegado tan fuerte? No puedo respirar, pero sí puedo oír cómo se rompe todo mi interior, y no hay nadie que venga y mitigue este dolor. Estamos solas, tú, yo y estas cuatro paredes que me inundan de incertidumbre. No me reconozco, pero a ti sí, porque llevas conmigo toda la vida y, sin embargo, hoy te veo más lúcida que nunca. La respiración se me acelera y cada

vez que cierro los ojos para calmarme, apareces tú en for-
ma de lágrimas. No entiendo por qué, con todo lo que hemos
pasado antes, apareces con esto de una manera tan abrupta
e irrespetuosa. ¿Por qué no te vas? ¿Por qué no me dejas?
¿Por qué siento que nada tiene sentido? Estoy completamen-
te rota y vacía, y no me dejas ver más allá. No quiero pelear
más, quiero encontrarme, saber qué tienes que contarme.
Quiero volver a ser yo.

Quería compartirte esta «carta irracional» a modo de bienvenida porque quiero serte lo más honesta posible: esto no será un camino de rosas. Cuando la escribí, no sabía ni entendía absolutamente nada de lo que vas a leer aquí, pero si algo te puedo asegurar es que este proceso merecerá la pena. La vida no vuelve a ser la misma después de plantarle cara al dolor y a las emociones desagradables, igual que cuando te has conocido a fondo y has aprendido quién eres realmente. Pero lograrás caminar por donde antes el fango te hundía y comprenderás la importancia de ser paciente, así como el verdadero significado de la autocompasión mientras estás en modo supervivencia. Sin embargo, antes quiero enseñarte mis heridas y acompañarte para que entiendas las tuyas, porque no he conocido ser humano que no cargue su propia mochila, y tampoco he conocido a nadie que no necesite sen-

tirse acompañado por los demás para poder evolucionar...
Al fin y al cabo, no somos otra cosa que animales buscando el calor de unos brazos que nos ayuden a comprender todo lo que pasa a nuestro alrededor. Y aunque físicamente no podré abrazarte, te regalo todo lo que llevo dentro para que podamos hacer este camino. Para que juntas podamos no solo comprender, sino transitar.

Ahora sí, te quiero dar la bienvenida al que será tu nuevo hogar seguro, cientos de líneas que te mostrarán de qué hilos está hecho tu nudo y dónde se enreda para que tú sola puedas ir deshaciéndolo hasta que consigas reconocer **por qué te duele tanto.** Te quiero dar la bienvenida a todo lo que fui y me ha traído hasta aquí. Deseo de corazón que a ti también te lleve lejos.

En este viaje, necesito que nos cojamos de la mano. No estás sola.

1

¿El amor?

Antes de querer volver de donde te fuiste, pregúntate si sigues siendo quien eras cuando llegaste.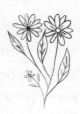

Lo conocí cuando yo tan solo tenía nueve años, una edad temprana, y en realidad no había absolutamente nada de él que me gustase más allá de su atención. Recuerdo que era alto, pálido y llevaba unas gafas color azul que me harían odiar de por vida ese color. Su casa quedaba tan cerca de la mía que podía escuchar a su madre gritar su nombre cada tarde cuando no recogía la mesa o cuando hacía rabiar a su hermana. Sabía cuándo entraba y salía, porque nos cruzábamos a diario en las escaleras, por lo que poco a poco fue entrometiéndose en mi vida de la manera más sutil que puedas imaginar. Lo de su nombre es un tema aparte, porque estuve exactamente quinientos treinta y dos días intentando olvidarlo. Intenté borrar de mi mente cada una de sus letras y de mi recuerdo, su olor. Y en un intento vano de olvidar la huella que había dejado en mí para siempre, suprimí por completo todo lo ocurrido durante esas cuatro tardes de otoño de 2009, cuando creí sentir amor por primera vez, aunque, en realidad, lo que estaba viviendo sin yo saberlo fuera de esas cuatro paredes... cualquiera lo llamaría violencia. Y recordemos, yo solo era una niña.

La realidad es que he pasado más de mil noches en vela suplicándole a la vida que dejase de apretar tan fuerte y, en uno de esos suspiros, tuve la certeza de que nada de lo que había vivido había ocurrido aún dentro de mí. Como si todo lo que conocía formase parte de la historia de una especie de personaje secundario del que nunca recuerdas el nombre al terminar la película. Sin embargo, evocaba su esencia como si yo misma la hubiese creado. «¿Es acaso parte de mí?», me pregunté. Pero la respuesta, de nuevo, quedó relegada a una existencia que siempre he sentido que no acababa de pertenecerme. Y esto es porque me he pasado la mayor parte de mi vida en modo supervivencia (es decir, en automático, dedicándome a todas las cosas que me rodeaban, como el trabajo o los estudios, pero desconectada de lo que sentía), alejada de mí, porque solo pararme a pensar en lo que sucedía en mi interior me producía tantísimo dolor que era incapaz de afrontarlo y darle forma. Sin embargo, tras mi primera relación de pareja y la inevitable necesidad de tener intimidad con esa persona, esta herida se abrió tan de repente que no tuve más remedio que ponerle nombre y pedir ayuda. Lo que no sabía era que todo ese dolor e incertidumbre no era el final, sino el principio de lo que sería mi vida, una que nunca había vivido porque me habían quitado lo más preciado que alguien puede tener: su capacidad de decisión, su ilusión. Pues ese es el resultado de la violencia en la infancia, arrebatar todo aquello que aún tiene delante de sus ojos.

Muchas veces me he llegado a preguntar qué sentido tenía mi presencia en el mundo, si quizá era mejor no estar o si alguna vez conseguiría que alguien me acompañara en mi camino. Cuando vives una experiencia tan triste e injusta como es el abuso, la vida pesa el doble y el amor viene con tara de fábrica. Justo hoy mismo he tenido una sesión con mi psicóloga, en la que me he echado a llorar mientras le decía: «¿Por qué? ¿Por qué tengo yo que reconstruir las ruinas que hicieron otros? ¿Por qué no he podido tenerlo más fácil?». Y con cada lágrima caían por su propio peso todas las veces en las que lo veía todo nublado y no sabía hacia dónde echar a andar. Además, también ha sido una de las sesiones más intensas que recuerdo. He podido reconstruir todos los recuerdos de lo que una vez entendí como amor y que, como te explicaba antes, eran actos de violencia y abuso. A través del ejercicio de terapia EDMR (si no tienes ni idea de psicología, significa Desensibilización y Reprocesamiento por Movimientos Oculares, que ayuda a procesar recuerdos traumáticos de una forma eficaz) me di cuenta de todo el peso que he cargado a la espalda en silencio, sin pedir ayuda, sin saber qué hacer ni cómo procesarlo. ¿Cuántas decisiones de mi vida he tomado desde el dolor, desde el miedo, desde el no poder o no saber cómo era el siguiente paso que dar? Y sobre todo... ¿por qué tiene todo esto tantísimo que ver con el amor?

A menudo solemos enamorarnos de la idea que tenemos del amor basándonos en nuestras experiencias vitales previas y olvidando que somos muchas cosas, sobre todo el cúmulo de todo aquello que nos ha ido pasando durante nuestra vida. Pasamos por alto las vivencias que llevamos en la mochila porque llevamos tantos años cargándola que las piedras nos parecen plumas simplemente porque nos hemos acostumbrado a su peso. En mi caso, la primera piedra que entró en la mochila del amor fue la del abuso. «¿Y qué se le puede pedir a alguien que con tan solo nueve años tuvo que sobrevivir a algo así?», te preguntarás. Se me pedía que funcionara igual que el resto, que supiera querer, intimar, ser productiva, que fuese una persona funcional sin ser nadie consciente de que cargaba con el peso del silencio. Y de ahí que, tras un arrebato de valentía, me diera por construir el que ahora es mi hogar virtual: @tusilencionoteprotege. Este es el espacio que me ha traído hasta aquí, donde por suerte o destino he tenido la oportunidad de ver que lo que nos une a todas en realidad no es eso que nos falta, sino lo que tenemos como consecuencia de lo que fuimos. Nos une lo que duele, lo que escondemos, lo que está, pero no dejamos que nadie vea. Y justo de eso hablaremos entre las páginas de esta experiencia compartida.

Se nos exige funcionar de la misma forma aun habiendo transitado vivencias no solo diferentes a las habituales del resto de la gente de nuestra misma edad, sino incluso opuestas o extremas en algunos casos. Se nos exige ser sanas, buenas, respetuosas, educadas, sensibles, trabajadoras, inteligentes, rápidas, tenaces y, al mismo tiempo, dóciles en todo momento. Se nos pide que creamos en el amor y nos resignemos a sus efectos secundarios de base, sin preguntarnos siquiera antes qué es. Se nos pide que vivamos en modo consciente, pero con el automático puesto para atender a las necesidades de quienes están a nuestro alrededor. Se nos atribuye la responsabilidad de saber, sentir y reconocer. Y te preguntarás: «Pero ¿quién nos lo pide?», cuando la verdadera pregunta es: ¿quién no? Todos formamos parte de un sistema social en el que se nos atribuyen diferentes estereotipos en función de dónde estemos, dónde hayamos nacido o quién seamos. ¿Acaso te has preguntado en algún momento por qué piensas lo que piensas o por qué sientes lo que sientes? ¿O por qué a ti te afectan las cosas de una manera diferente y, en algunos casos, incluso de forma opuesta al otro?

Evidentemente, cada persona ha sentido y vivido cosas diferentes en función a su experiencia vital y no todo el mundo parte de una situación violenta de base; sin embargo, según la Organización Mundial de la Salud y Save The Children: «Una de cada cinco mujeres y uno de cada trece hombres declaran haber sufrido abusos sexuales cuando tenían entre cero y diecisiete años».[1] Si haces el duro ejercicio de recordar tu clase durante los primeros años de escuela, es probable que se te encoja el alma al ser consciente de que al menos diez de las personas con las que compartías pupitre en los que se supone que iban a ser «los años más inocentes y felices de tu vida» eran víctimas del dolor camuflado de amor. Y sí, me atrevo firmemente a decir que muchos de los agresores utilizan la excusa del amor para infligir violencia de manera directa que, por supuesto, tiene consecuencias. ¿Por qué? Porque utilizan contextos familiares y a través del «cariño y el juego» se entrometen hasta dejar secuelas emocionales y físicas de por vida. Entonces ¿somos libres en realidad a la hora de amar o estamos condicionadas por todo lo que hemos vivido hasta llegar aquí? Podría decir que el 85 por ciento de las personas que acompaño como educadora social han vivido situaciones en sus primeras etapas vitales que han marcado sus creencias respecto al amor y todo lo que lo rodea. ¿Cómo voy a saber querer bien o a quién querer si nadie me ha enseñado a hacerlo antes? O peor aún, ¿cómo voy a saber querer bien si quizá nunca he visto el amor como un lugar seguro al que recurrir? ¿Cómo voy a saber querer bien si el amor, o lo que se supone que debería serlo, se convirtió en cosas que ahora no me dejan dormir por la noche? Para mí, como profesional es devastador observar en vuestros ojos el sufrimiento que no se ha expuesto nunca, derivado de un amor que bajo ningún concepto lo es de verdad y que, sin embargo, una sociedad entera perpetúa. Por eso me parece más que necesario comenzar este capítulo dando voz a la realidad de todas las que no pudimos elegir de qué forma querer o aprender a sentirnos validadas. Cuando hablo de validación, me refiero a la manera en que aprendes a mirarte a través de los ojos del otro. Es decir, como seres sociales y humanos que somos, es evidente que nos construimos no solo hacia dentro, sino también mediante el juicio y la experiencia que compartimos con quien nos rodea, para bien o para mal. ¿Y qué ocurre si esos ojos que te miraron te robaron la inocencia y las ganas de continuar en el juego? Pasa que la vida se nubla y que todo lo que conocerás a partir de ese momento estará condicionado de forma inevitable por el otro, que de manera cruel y deliberada decidió arrebatarte lo más íntimo que puedes tener: tu paz.

Cuando alguien se lleva tu paz —y con esto me refiero a la estabilidad necesaria que necesita cualquier persona para desenvolverse y crecer en un ambiente estable—, el amor ya no es un aspecto más de tu vida, sino que probablemente condicionará todas tus experiencias futuras, y justo por eso me lo he preguntado todo sobre esta palabra y las connotaciones que pudo o podrá llegar a tener.

Si en tu caso tuviste la suerte de crecer en un ambiente seguro y no sufriste ningún tipo de abuso o experiencia traumática, quizá te preguntes en qué nos parecemos o qué podría unirnos, pero créeme cuando te aseguro que sí tenemos algo en común: ambas hemos crecido bajo el mismo paraguas de creencias sociales que dictan lo que se supone que tenemos que ser para encajar. Ojalá cuando leas esto no sepas lo que significa nada de lo que he descrito más arriba, pero, en cualquier caso, te entiendo, porque es probable que compartamos mucho más de lo imaginas. Lo irás descubriendo según vayas leyéndome y entrando en tu interior.

Podemos entender como creencias sociales todo el conjunto de sentimientos, ideas, pensamientos y formas de comprender el mundo de manera grupal que responderían a las preguntas de: ¿cómo debe ser X? Estas creencias se ven condicionadas tanto por experiencias personales traumáticas (o no) como las que comentábamos antes como por el lugar donde vives, tu nivel económico, tu país de origen, tu familia, tus vínculos más cercanos, etc. Probablemente no veas el mundo de la misma forma si vives en Madrid, en un pueblo pequeño, a si lo haces en una capital europea como puede ser Berlín; cada contexto tiene su forma de comprender lo que nos rodea y con el amor y las relaciones ocurre exactamente lo mismo. Ahora me dirás: «Yo no sigo modas, no pienso igual que todo el mundo y creo que tengo autocrítica», y me alegro de que esto forme parte de tu perspectiva. Sin embargo, la realidad es que estas creencias sociales las tenemos interiorizadas de una manera tan natural e inconsciente que apenas las cuestionamos hasta que no ocurren eventos en nuestra vida que nos someten a esas crisis de identidad conformadas por los místicos?: «¿Quién soy y por qué estoy haciendo y sintiendo esto ahora?».

Y lo creas o no, estas creencias te influyen más de lo que piensas, por eso es fundamental entender con compasión y cariño hacia ti misma que lo que haces no es tan controlable y racional como creías. Es importante reconocer estas creencias, que iremos descubriendo y desmigando a lo largo de este capítulo, ya que te afectarán a la hora de:

- Relacionarte con tus expectativas sobre cómo debería ser una relación, ya que tenderás a idealizar a tu pareja, abocando dicha relación al fracaso casi desde el primer minuto de conoceros.
- Conformar tu identidad sobre ti misma dentro de una relación siguiendo quizá roles que nunca te habías cuestionado pero que en realidad no encajan con tu forma de ser actual. Existen diferentes roles, como el de cuidadora, que llevamos interiorizado casi de base, simplemente por lo que hemos visto y aprendido de generaciones anteriores.
- Tomar decisiones importantes a la hora de aumentar el compromiso como tener hijos o vivir con la persona de la que estás enamorada, porque hay ciertas cosas que nunca se han cuestionado a nivel social y relacional, como las diferentes formas y experiencias de vivir las relaciones y el amor de pareja más allá de compartirlo absolutamente todo.
- La forma en la que tú te relacionas con las personas que conoces: ¿cuántas veces reaccionamos o actuamos en ciertas situaciones como si vinieran desde el amor cuando en realidad no es así?

En resumen, ni el amor es algo tan simple como se nos vende desde la psicología positiva (entendiendo esta disciplina como algo que podría llegar a tener consecuencias negativas si se lleva al extremo y como única referencia a la hora de comprender el mundo) para que compremos sus camisetas y sus bolsos con frases hechas sin sentido común, y tampoco es algo que ya tengamos construido desde casa. Es complejo y por eso me gustaría que, por lo menos, te dieses la oportunidad de volver a conocerlo y de encontrarte a ti de paso.

Creces con la idea de quién debes ser o a quién debes amar tan interiorizada que parece creada por ti, y esto tiene un peligro: el de acabar creyendo ciegamente en algo que nunca ha nacido de ti ni para ti. Y lo mismo pasa con todo lo que atribuimos al amor, una idea ligada a lo que el consumo dicta y alejada de tus necesidades reales.

Permitirte averiguar qué es lo primero en lo que piensas cuando se menciona el término «amor» te acerca a la parte de ti que tiene las respuestas que aún no sabes que necesitas para avanzar. No se trata de vivir eternamente en el pasado, sino de acudir a él cuando nos haga falta para comprender qué es lo que nos pasa y hacia dónde queremos ir en realidad.

Si algo he aprendido en estos años es que te mereces concebir el amor de una forma que no duela y que se ajuste a lo que tus emociones necesitan y te piden a gritos cuando las ignoras. Te mereces darle la vuelta a la vida y poder empezar de cero todas las veces que lo necesites, siempre y cuando esta segunda, tercera o cuarta oportunidad te dé la llave para abrir la puerta al mundo que tienes dentro y nunca te has permitido abrir: el tuyo.

Así que empecemos por el principio.

¿Es amor o es inexperiencia?

Confundimos conceptos y es normal, porque queremos sentirlo absolutamente todo mientras que nadie nos enseña exactamente cómo es eso de «sentir». Justo en eso se diferencian los primeros contactos con el mundo amoroso respecto al resto de las experiencias que viviremos durante el resto de nuestra vida sentimental. Fisiológicamente hablando, son estímulos nuevos que tienden a descubrirnos sensaciones que nunca habíamos sentido hasta ahora, por eso el gran mito de que «el amor es muy intenso». Cuando hablamos de estímulos, me refiero a todas estas experiencias universales que sientes por primera vez con el enamoramiento. Esa primera vez que sientes el interés ajeno y no entiendes el concepto de lo mutuo, los nervios por dar respuesta a cómo se sentirán las caricias y la piel del otro, esos nervios en la tripa cuando lo ves llegar, esa risa casi incontrolable al escuchar sus notas de voz o todas las horas muertas perdidas viendo una y otra vez ese vídeo que, sin casi elegirlo, se ha convertido en tu favorito. Es casi inevitable asumir que todo esto lleva la etiqueta de «amor» y lo asumimos como una realidad incuestionable. Hay algo que quizá nunca te hayas planteado respecto a esto y es cómo lo percibes. Sí, físicamente. Existe un mecanismo corporal llamado «interocepción», que para que tú y yo nos entendamos, sería lo que nos permite saber cuál es el estado interno de nuestro cuerpo, es decir, si eres capaz de comprender lo que tu cuerpo te dice sobre lo que le ocurre. Sin embargo, como con el resto de los sentidos, es importante tomar conciencia de ellos para potenciar al máximo lo que son capaces de hacer por nosotras, sumado a las diferentes experiencias que nos hacen comprender por qué funcionamos así. La realidad es que este es el gran olvidado de nuestra sociedad actual: nadie nos enseña a identificar qué nos pasa por dentro y vivir en el presente. De esta forma, lo que no reconozco no solo no existe, sino que no le puedo poner el foco. Si a ello le sumas algún tipo de experiencia traumática o dificultad añadida en el aprendizaje de la percepción sensorial, puede que te topes con uno de los motivos por los cuales a veces se confunden las sensaciones corporales (o, por el contrario, la incapacidad de sentirlas) con el amor, cuando quizá son respuestas de nuestro sistema nervioso y corporal.

Para que frenes, hagas escáner emocional y puedas reconocer todo esto en tu propia piel, es importante que recuerdes a esa tú adolescente que lo sintió todo por primera vez:

> ¿Cómo eras?
>
> ¿Cuál era tu ropa favorita?
>
> ¿A qué olía tu semana?
>
> ¿Quién era la persona más importante para ti en aquellos momentos?
>
> ¿Cuál era tu canción favorita?

Me gustaría que pudieras recordarlo con el mismo cariño con que yo lo estoy haciendo conmigo misma en este instante y que te permitieras revivir, mirándote desde fuera, todo aquello que en ese momento no entendías pero que te estaba removiendo por dentro. Para hacer este ejercicio de la forma más realista posible, e independientemente de cuáles sean tus habilidades de dibujo, me gustaría que te tomaras un minuto para dibujar la respuesta a todas las preguntas que acabo de hacerte.

Este mecanismo del que te hablaba antes, la interocepción, en esa etapa vital llamada adolescencia, en la que te conectas con el amor y todo lo que implica, te permite conseguir algo increíble: empezar a conectar de manera emocional a través de una autoconciencia que en la infancia no tenías o, por lo menos, no estaba desarrollada de esta manera. Cuando eres adolescente, por primera vez todo en cuanto a estímulos sociales y vínculos románticos se vive a nivel cerebral, por lo que comienzas a descubrir qué quieres, qué necesitas y hacia dónde vas, pero tiene su trabajo. Toda esta información se va almacenando en tu cerebro para que cuando llegues a la etapa adulta, ya tengas ciertos comportamientos, creencias y aprendizajes hechos. ¡Y todo esto lo hace tu cerebro solito! Por ejemplo, en la etapa adulta, durante el enamoramiento tus reacciones fisiológicas (que se te acelere el corazón, la ruborización de tu piel, la dificultad para concentrarte o tus cambios en el apetito) se aceptan de manera intuitiva como lo lógico en el amor y se pasan por alto de manera inconsciente; sin embargo, las vives como una experiencia gratificante e importante porque ya te eran familiares gracias a haberlas sentido previamente (aunque fuera de una manera no tan consciente en la adolescencia).

¿Podrías volver a tu dibujo e intentar recordar dónde las sentías? ¿Te resuenan con las sensaciones que percibes actualmente? Si es así, tenlo en cuenta, porque tu interocepción te avisa de todo y en ese momento, desde la inocencia, no lo sabías.

ÍNDICE DE COLORES PARA IR RELLENANDO

EN EL DIBUJO:

- Rojo: sensaciones fisiológicas del primer amor adolescente, ¿dónde las sentías?
- Verde: sensaciones fisiológicas del amor tal y como lo vives ahora, ¿dónde las sientes?

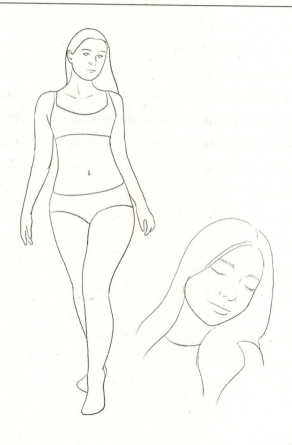

Puede parecer algo simbólico, y en parte lo es, pero la realidad es que recordar y hacer el ejercicio de interpretar nuestras sensaciones corporales de manera consciente y hacer una comparativa de lo que sentimos en el pasado y lo que sentimos ahora nos permite mejorar la forma en que nos relacionamos con el otro, nos ayuda a comprendernos y también a entender nuestros límites y necesidades emocionales, aportándonos una mayor regulación emocional. Sin embargo, he trabajado con muchas personas a las que, por diferentes circunstancias de la vida, les cuesta mucho conectar con su cuerpo y sus sensaciones físicas, y a esto es lo que yo llamo vivir en la cabeza.

Por ejemplo, recuerdo a Rubén, un adolescente con el que trabajé durante seis meses mientras ejercía como la adulta referente en el piso de autonomía en el que vivía él (simplemente para ponerte en contexto y por si no sabes qué es un piso de autonomía y qué hacía yo allí: es una de las tareas que como educadora social he llevado a cabo con adolescentes y niños que por circunstancias de la vida no han podido crecer con sus respectivas familias), se levantó un día diciéndome que se encontraba mal, que se había pasado toda la noche sin pegar ojo y que se sentía inquieto y con pensamientos en bucle. Mientras desayunábamos juntos (porque sí, como educadora estaba presente en su día a día, no eran sesiones específicas) empecé a preguntarle qué era lo que había ocurrido en los últimos tres días con el objetivo de recopilar información y, para mi sorpresa, no había nada que tuviera una emocionalidad desagradable, sino todo lo contrario: había acabado el curso escolar, se sentía satisfecho y, además, había ido a la fiesta de cumpleaños de uno de sus amigos. Sin embargo, indagando, me confesó que en la fiesta había conocido a una chica que le había gustado, incluso habían tenido varios acercamientos, y que en realidad se sentía raro, ya que nunca había estado con nadie. Entonces algo se iluminó dentro de mí y, como un letrero enorme, me vino la palabra mágica a la cabeza: INTEROCEPCIÓN. Le hice dibujar su propio cuerpo y señalar exactamente los lugares en los que sintió movimiento al conocer a esta chica y dónde lo sentía ahora, y tras un buen rato hablando sobre qué notaba, nos dimos cuenta de que no era ni más ni menos que su primera experiencia vinculada al enamoramiento y, por tanto, sus hormonas, su cuerpo, su cerebro y su propia autoconciencia se sentían perdidos e incomprendidos: Rubén no entendía nada de lo que estaba pasando. ¿Qué hubiera pasado si hubiera reconocido las sensaciones físicas que tenía? Probablemente hubiera podido asociarlas y buscar alguna estrategia para autorregularse, pero como se desconocía totalmente a sí mismo en esa faceta..., su cuerpo activó el modo emergencia y el pobre pensaba que le estaba ocurriendo algún problema tangible a nivel médico. Esta experiencia es algo banal y sutil, pero ¿qué crees que te pasa a ti durante todos los días de tu vida cuando no eres capaz de percibir tu cuerpo ni a ti misma como parte de una misma realidad? Ocurre que asusta y, sobre todo, que nos deja caer ante la sensación de que «estamos descontroladas», cuando en realidad solo tienes la necesidad de conocerte y observarte un poquito más.

Solamente con que intentes pasar tiempo contigo misma sin ningún tipo de estímulo ya te convertirás (o al menos te acercarás un poquito más) en la mejor amiga de tu interocepción. Te aseguro que tanto tu sistema nervioso como tu calma te lo agradecerán muchísimo. Además, te ayudará a darle sentido a muchos de los pensamientos que a veces no eres capaz de entender o de darles forma, porque tu cuerpo te irá proporcionando señales que necesitas saber sobre el entorno de una manera adaptativa.

Otra de las consecuencias de estar siempre alejadas de nuestras sensaciones y pensamientos es que nos pasamos muchísimo tiempo de nuestra vida creyéndonos absolutamente todo lo que ronda por nuestra cabeza y, en consecuencia, desconectadas de lo que nuestro cuerpo nos dice. Nos olvidamos de la complejidad de este mecanismo y el impacto que tiene darle importancia a absolutamente todo lo que pensamos. Para simplificar el por qué sientes de una forma y no de otra, es útil imaginarnos este esquema mental:

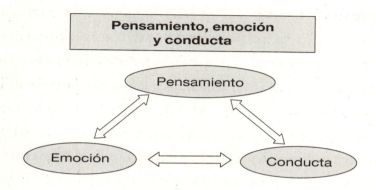

Si yo siempre me he identificado solamente con el pensamiento, es probable que a veces tenga conductas con respecto a los demás y a la forma de relacionarme con ellos que en cierta medida no se corresponden a lo que realmente necesito porque me falta información consciente de mí misma. Y lo mismo ocurriría si me quedase estancada única y exclusivamente en alguno de los otros dos elementos que aquí vemos simplificados pero que traen consigo muchísima complejidad.

Esto es una de las primeras cosas que le explico a cualquier persona con la que trabajo, y lo hago ejemplificando el esquema emoción-pensamiento-conducta comparándolo con una máquina de la cual solo vemos el resultado pero que nos es complicado imaginar de primeras cómo ha llegado a crearlo. Ese trabajo, normalmente, no te toca, y simplemente te quedas con el resultado, pero cuando se trata de ti misma, que sepas todo lo que ha influenciado a que tú ahora percibas y sientas el mundo tal y como lo haces es clave para que disfrutes realmente de lo que tienes. En definitiva, no podemos simplificar todo a lo que has hecho o pensado, e incluso sentido, sino que es útil desgranarlo con cariño para poder percibir todo lo que nos influye y que sí está en nuestra mano trabajar para dejar de repetir lo que duele y convertirlo en algo que, aunque esté presente y tenga significado, no nos condicione completamente.

Pero yendo a lo que te interesa: ¿qué puedes hacer si estás desconectada de ti misma y eres incapaz o te cuesta más que al resto indagar dentro de ti y reconocer todas estas sensaciones?

Hay dos formas de trabajarlo: primero, exponiéndote a situaciones que te produzcan o que tú supongas que te pueden producir alguna emoción (por ejemplo, conocer a personas nuevas) e ir anotando cuando puedas qué sensaciones físicas percibes a modo de recopilatorio; segundo, hacer todo esto de manera estructurada y guiada, tal y como te voy a explicar a continuación.

Una solución a esta incapacidad sería hacer lo que en los acompañamientos psicoeducativos llamamos *journaling* físico. Una lista consciente de sensaciones corporales anotando la fecha, la hora y qué me estaba ocurriendo en ese momento. Esto puede darnos mucha información sobre qué señales nos manda nuestro cuerpo en unas situaciones u otras para averiguar qué necesita. Si, por ejemplo, al llevar a cabo este ejercicio durante algunas semanas detectas algún patrón, puede que llevases ignorándote a ti misma mucho más tiempo del que creías. Puedes hacerlo durante una semana para empezar a reconocer las conexiones. Con esto, probablemente obtengas mucha más información sobre ti que sumando los últimos años, una información que te servirá para comprender con cariño tus porqués y de dónde nace el haber vivido tanto tiempo en automático.

Es importante recordar que detrás de todo esto te encontrarás con tu realidad y todo lo que esta necesita de ti. Por eso es importante que adaptes este ejercicio a tus necesidades; algunas personas con hacerlo dos semanas obtienen las respuestas que necesitan para dar sentido a lo que les mueve por dentro, y hay otras que deciden incorporarlo de manera automática al resto de sus rutinas y les funciona muy bien. Es cierto que será efectivo con tan solo aplicarlo durante una semana, pero puede servirte como recurso para volver a ti siempre que te haga falta.

JOURNALING FÍSICO SEMANAL

Lunes: conexión emocional y física

- Sensaciones físicas: ¿Qué sensaciones físicas experimenté hoy? (Por ejemplo, tensión muscular, respiración acelerada, opresión en el estómago).
- Emociones asociadas: ¿Qué emociones sentí al experimentar esas sensaciones físicas? (Por ejemplo, nerviosismo, felicidad, estrés).
- Conexión emocional-física: ¿Cómo creo que esas sensaciones físicas estaban relacionadas con mis emociones? ¿Hubo algún suceso o situación que las desencadenara?

Martes: autoconocimiento y reflexión

- Estado mental: ¿Cómo me siento mentalmente hoy? (Por ejemplo, enfocada, distraída, ansiosa).
- Identificación de desencadenantes: ¿Hubo algo específico que desencadenara ciertas sensaciones físicas o emociones? (Por ejemplo, una conversación, una situación estresante).
- Aprendizaje personal: ¿Qué puedo aprender de mis reacciones físicas y emocionales hoy? ¿Hay algún patrón que pueda identificar?

Miércoles: manejo del estrés

- Técnicas de manejo del estrés: ¿Qué técnicas utilicé hoy para manejar el estrés o las emociones intensas? (Por ejemplo, respiraciones profundas, pausas de relajación, salir a caminar).
- Efectividad: ¿Cómo funcionaron estas técnicas? ¿Aliviaron mis sensaciones físicas o emocionales?
- Nuevas estrategias: ¿Hay alguna nueva estrategia que quiera probar basada en mis experiencias de hoy?

Jueves: empatía y relaciones interpersonales

- Interacciones: ¿Cómo fueron mis interacciones con los demás hoy? ¿Hubo alguna situación que me generara una reacción emocional fuerte?
- Perspectiva de los demás: ¿Intenté comprender las perspectivas y emociones de las personas con las que interactué?
- Cómo afectan las relaciones: ¿Cómo creo que mis sensaciones físicas y emocionales influyeron hoy en mis relaciones?

Viernes: gratitud

- Momentos positivos: ¿Hubo momentos en los que hoy me sentí especialmente bien física y emocionalmente? ¿Qué los desencadenó?
- Agradecimiento: ¿Por qué estoy agradecida hoy en términos de cómo me siento física y emocionalmente?
- Reflexión final: ¿Cómo puedo mantener estos aspectos positivos presentes en mi día a día?

Sábado y _domingo_: libre elección

- Área de enfoque personal: Elige un área específica (por ejemplo, tus relaciones, trabajo, salud) para reflexionar sobre tus sensaciones físicas y emocionales estos días.
- Crecimiento y mejora: ¿Qué aspectos puedo trabajar o mejorar basándome en mis experiencias de esta semana?
- Metas para la próxima semana: ¿Hay algo que quiera cambiar o establecer como objetivo para mejorar la conexión entre mis sensaciones físicas y emocionales?

CONCLUSIONES _JOURNALING_ FÍSICO

Aquí puedes añadir todos los puntos y conexiones que hayas identificado durante estos días, todo lo que anotes es importante, porque te ayudará a aumentar tu conciencia sobre ti misma.

_____

_____

_____

_____

_____

_____

_____

Una vez le hayas dado una vuelta a la idea de reconectar de nuevo con todo lo que estás descubriendo de ti, es importante volver al tema principal: el amor. El amor es universal, igual que el funcionamiento de nuestros cerebros, ya que ambas cosas están condicionadas por la sociedad en la que hemos crecido. Hay un concepto muy interesante: la «memoria emocional»,[2] que dejando los tecnicismos a un lado sería eso que te hace ser quien eres hoy, es decir, tus experiencias previas, tu entorno, etc. Funciona a modo de microchip dentro de tu cerebro y, sobre todo, es durante la adolescencia cuando más experiencias se van almacenando de manera progresiva. Y no solo eso, sino que dentro de estas experiencias y según estudios recientes al respecto, almacenamos todo aquello que tiene un gran peso emocional en mucha más medida que hechos que ocurren y no nos despiertan niveles altos de emocionalidad, por lo que... imagínate todo el batiburrillo que tienes antes de enamorarte de alguien (de manera involuntaria, pero ahí está, contigo).

Indagando un poco más en profundidad en todo lo que tiene que ver con tu memoria y la forma en la que procesas todo lo que te rodea, ya en 1890 los expertos afirmaban que normalmente los seres humanos tendemos a recordar aquellas cosas que más peso han tenido para nosotros: la primera vez que ves la cara de tu perro, el día que esa persona especial te pidió una cita, cuando esa persona dijo de formalizar vuestra relación... Es decir, todo aquello que ha sido significativo para ti. Sin embargo puede que hayas olvidado ese día de hace dos semanas cuando saliste a dar un paseo con tus amigos. Al fin y al cabo, la memoria no deja de ser otra herramienta más de tu magnífico cerebro para que puedas comprender todo lo que ocurre a tu alrededor. Por ello, vamos a poner todo esto a prueba a través de un sencillo ejercicio, porque para mí no es solo importante que comprendas los porqués, sino que los sientas. El objetivo será que estas líneas se conviertan en algo significativo para ti y puedas encontrarte entre ellas.

Ejercitemos la memoria emocional juntas para descubrir qué tienes almacenado dentro de ti ♥

A continuación te voy a explicar los diferentes tipos de memoria con los que funciona nuestro cerebro y me gustaría que, además de aprender para qué sirven, pudieras identificar qué clase de recuerdos te trae cada uno. Esto vendría a ser como ese entrenamiento inicial que te prepara tu monitor del *gym* cuando en la vida te has enfrentado a montarte en una máquina y primero empiezas a hacer ejercicios que te resultan más sencillos para acumular experiencia y seguridad. Iremos despacito y a tu ritmo.

Me gustaría que imaginases tu memoria como si fuera un archivador como el que llevabas al instituto y forrabas con todas esas cosas que te gustaban por aquel entonces (el mío era morado y tenía fotos de Justin Bieber por todas partes). Imagínate que está separado por plastiquitos diferentes casi invisibles a tu mirada pero que son capaces de almacenar cientos y cientos de papeles, incluso aquellos que guardaste sin siquiera leerlos por si en algún momento te servían. Tu memoria hace eso: archiva, asimila y almacena todo lo que vas sintiendo y viviendo a lo largo de tu vida para darle un sentido a la misma. Y ojalá fuera algo estático, simple y cambiable como un archivador, pero es mucho más... porque este archivador de última generación no solo guarda folios, sino olores, sensaciones, experiencias y, cómo no, también emociones. Si este fuera un libro de neurociencia, ahora tocaría la parte en la que te explico cómo los circuitos cerebrales se encargan de llevar a cabo este proceso; sin embargo, ese no es mi trabajo. Así que vamos directamente al grano: ¿por qué afecta la memoria a la relación que tienes contigo mismo y con el amor?

La respuesta corta y sencilla es lo que acabamos de comentar, que la memoria archiva también las emociones, pero va más allá. El amor es una emoción compleja que implica una combinación de procesos biológicos, psicológicos y sociales que nos llevan a sentir una conexión profunda hacia el otro y, por tanto, implica también todo aquello que nos ha traído hasta aquí, incluso las cosas de las que no nos acordamos. Cada recuerdo que vivimos ocupa un espacio en nuestro archivador, por tanto, este se va llenando de todo y todos aquellos que forman y han formado parte de nuestra vida.

El amor es un concepto bidimensional en el sentido de que no solo lo reconocemos por la teoría que sabes de él, sino por las sensaciones y emociones que ha dejado en tu memoria emocional, pero también en la perceptiva y física. Entonces ¿cómo nos afecta todo esto? ¿Qué hacemos con lo que no conocemos? Desde mi experiencia como educadora social, la información de que podemos aprender y trabajar lo desconocido nos da la seguridad que necesitamos a la hora de afrontar nuevos retos. Por eso mismo voy a explicarte, como te comentaba, los diferentes tipos de memoria junto con algunos ejercicios para que puedas practicarlas, y así hacer de tus relaciones y vínculos un espacio consciente.

1. **Memoria sensorial:** Esta memoria retiene la información sensorial por un breve tiempo (solo unos segundos) y afecta a nuestras interacciones inmediatas. Por ejemplo, nos permite recordar la apariencia o la voz de alguien que acabamos de conocer, dando lugar a que podamos asociar a ciertas personas con estímulos más o menos agradables.

Ejercicio práctico: Después de conocer a alguien nuevo, tómate un momento para enfocarte en un detalle sensorial específico sobre esa persona, como su color de ojos o el tono de su voz. Luego, trata de recordarlo al final del día.

2. **Memoria a corto plazo:** Almacena información por un corto período (unos pocos minutos). Ayuda en la retención temporal de nombres, hechos o detalles.

Ejercicio práctico: Practica recordar el nombre de una persona que acabas de conocer repitiéndolo mentalmente varias veces o asociándolo con algo memorable sobre ella. Luego, intenta recordarlo unas horas después.

3. **Memoria a largo plazo:** Almacena información durante un período prolongado, desde días hasta años. Influye en la formación de nuestras relaciones personales y cómo recordamos experiencias pasadas con amigos o familiares.

Ejercicio práctico: Reflexiona al final del día sobre un momento significativo que hayas compartido con alguien cercano. Trata de detallar la situación, las emociones involucradas y por qué fue importante para ti.

Puede que tras leer esto te estés preguntando de qué forma afecta todo esto a tus relaciones de pareja, pero la realidad es que te puede ayudar a:

- Crear conexiones más profundas y elegir personas adecuadas a tus necesidades emocionales, ya que te permitirá recordar todo aquello que es importante para ti, demostrar interés por el otro e incluso fortalecer vuestro vínculo a través de pequeños detalles.
- Tener una comunicación mucho más efectiva y fluida, evitando todas esas situaciones que a veces derivan del estrés del día a día, de nuestras experiencias previas o los mitos del amor romántico que nos pueden llevar a tener malentendidos.
- Crear recuerdos compartidos que marquen tus relaciones sociales y, por tanto, te resulten más significativos a nivel emocional para ti e incluso lleguen a fomentar la empatía y la comprensión de quien tienes al lado.

La memoria no es el único factor que afecta a la hora de relacionarnos, también hay cierta parte en la cual todo se construye en relación con cómo nos enseñaron que tenían que ser las cosas. Seguro que sabes de lo que te hablo: esa película que vimos con esa protagonista que deseamos ser, esa conversación entre dos personas adultas donde nos vimos reflejadas, las novelas donde la protagonista siempre acaba enamorada de quien no le conviene y funciona... Y podríamos seguir hasta el infinito. Pues bien, estos referentes se suman a todo aquello de lo que no tenemos el control: las creencias sociales en torno al amor romántico.

Te pasas toda la vida creyendo que eres una persona independiente, capaz y que puedes enfrentarte tú sola a todo aquello que la vida te ponga por delante siendo fiel a ti misma y a tus principios, pero... ¿alguna vez te has planteado de dónde surge todo lo que das por sentado que es «parte de ti»? Aquí sería donde las creencias sociales entran en juego para darle explicación a (una parte de) por qué hemos llegado a donde estamos ahora. No solo pensamos, queremos y sentimos como nos gustaría, sino también lo hacemos en función de cómo reacciona nuestro entorno y lo que aprendemos de él. Y te preguntarás: entonces ¿esto significa que mi forma de querer está totalmente condicionada por el entorno? La respuesta es clara: no. Pero sí es cierto que estamos tremendamente influenciadas por esto que ya mencionamos por encima al principio.

El verdadero problema de las creencias no es solo que te condicionan toda tu vida, sino que nunca te las cuestionas: son las gafas a través de las cuales ves tu mundo. Sin embargo, cuando te las quitas, descubres que, aunque esas gafas te permitieron relacionarte mejor con tu entorno durante mucho tiempo, ahora... existen las lentillas, que son mucho más adaptativas a tus valores y a tu estilo de vida. Entonces ¿eso quiere decir que las gafas no nos funcionaron? Para nada, ¡quiere decir que fueron útiles en su momento, pero que ahora queremos vivir de otra manera! Y eso es lo bueno de ser conscientes de ellas.

En mi caso, lo que yo creía que era el amor lo aprendí al sobrevivir a la cultura del no consentimiento expuesta en su máximo potencial: el abuso infantil. Esto marcó mi concepción y percepción de cómo necesitaba relacionarme con el otro y también cómo me veía a mí misma. A veces creemos que la imagen del espejo que tenemos delante consta única y exclusivamente de lo que tenemos sobre la piel. Sin embargo, esta no solo está envuelta de cosas materiales, sino también de miradas ajenas. ¿Desde qué ojos te miras cuando estás contigo? ¿Desde qué ojos te han enseñado a mirarte y, por tanto, según esa mirada sesgada, mirar y querer al otro? Esto es lo primero que debemos comprender antes de relacionarnos. ¿Cuál es nuestro punto de partida?

Seguín mis creencias, para mí el amor era algo que te llegaba, que te completaba, que te hacía deseable y especial; era todo eso que no me cuestioné durante mucho tiempo, pero también implicaba necesidad, miedo, intimidad mal gestionada, culpa, obsesión, porque era con lo que yo había convivido hasta entonces. Sin embargo, no me gustaría cargarnos a ninguna de las dos la responsabilidad de haber integrado todas estas falsas creencias, ya que hay una sociedad entera que ha sido creada por y para que esto ocurra así con una de las armas más potentes que nadie ha utilizado jamás: la educación (o la falta de la misma, depende a quién le preguntes) que nos han dado respecto a nuestras emociones y, sobre todo, respecto al amor como experiencia real. ¿Que qué nos enseñaron? Te lo cuento dando paso a nuestros grandes mejores amigos: los mitos del amor romántico.

Mitos del amor romántico

En cada sociedad se nos enseña cómo querer, a quién y de qué forma. No es que te pongan una pistola delante para obligarte a tomar ciertas decisiones, o no al menos una que puedas reconocer a simple vista. Todo esto tiene que ver con el sistema en el que hemos crecido y los valores, reglas y normas que hay en él. Además, si has llegado hasta aquí es probable que ciertas cosas que dabas por sentado se te hayan dado la vuelta y te hayan surgido mil y una dudas, pero de eso se trata: de poder reconstruir todos los aprendizajes previos que tenemos para poco a poco ir dándole sentido a lo que nos ocurre, de manera que la próxima vez que nos enfrentemos a algo parecido lo gestionemos de una forma diferente a como nuestra yo del pasado lo habría hecho.

En una de las rupturas que te contaré más adelante, en concreto en el capítulo «El primer amor», me vi a mí misma completamente rota, dudando de todo lo que sentía, de quién era y por qué había sido capaz de vivir una historia así durante tanto tiempo, aunque eso no resonara conmigo. Recuerdo que pensaba una y otra vez que estaba perdiendo ante mis ojos al amor de mi vida: ¿a dónde iría yo ahora sin él? ¿Acaso alguien me volvería a querer así? ¿Sería la única vez en mi vida que alguien me querría? ¿Por qué sentía que me quedaba vacía, sola y sin herramientas para avanzar? Pues bien, y aunque ahora sí que es cierto que tengo la respuesta, en su momento solo sentía vacío y desesperanza.

Ese vacío y esa angustia correspondían ni más ni menos a los mitos del amor romántico que me había tragado sin siquiera permitirme ver a qué sabían. Si quieres saber cómo acabó esta historia y empezaron las siguientes, solo tienes que darte a ti misma la oportunidad de devorar poco a poco cada página de este libro, pero ahora centrémonos en por qué esto que me pasó a mí es en realidad algo mucho más común de lo que nos pensamos y de qué forma te influye a ti actualmente.

Tú estás aquí, además de porque tus padres así lo decidieron, gracias a la sociedad que envuelve la realidad que hoy reconoces como tuya. Las personas aprenden a adaptarse al entorno en la medida en la que adquieren normas culturales a través del aprendizaje social.[3] Esto, traducido al idioma de una persona normal que no se dedica al ámbito social, significa que concibes el mundo según lo hacen la mayor parte de las personas de tu entorno, ya que es lo que nos han enseñado los diferentes agentes sociales como son el colegio, los medios de comunicación o las leyes. Esto en sí mismo no debería ser algo positivo ni negativo, pero si nos ponemos a analizarlo, es cierto que nuestra sociedad parte de una desigualdad clara a diferentes niveles, como por ejemplo la de género y su vinculación con los problemas de salud mental. Y esto no es una opinión. En el último informe llevado a cabo por el Ministerio de Igualdad de España en 2023[4] se destacan los siguientes indicadores:

- Los datos de la Encuesta Europea de Salud 2020 nos muestran que el número de mujeres con algún tipo de sintomatología depresiva ya sea leve, moderada, moderadamente grave o grave, es de 3,33 millones frente a 1,73 millones en el caso de los hombres, lo que supone casi el doble. Cuando hablamos de sintomatología grave, las cifras prácticamente se cuadruplican a 179.200 en mujeres y 51.100 en hombres.

- El número de mujeres que han padecido o han sido diagnosticadas con depresión en los últimos doce meses es 1.479.700, mientras que el de hombres es de 628.800. Esto supone un porcentaje del 70,2 por ciento para las mujeres. En cuanto a la ansiedad crónica padecida o diagnosticada en el último año, el porcentaje es del 70,8 por ciento para las mujeres. (1.651.100, frente a 680.300 en hombres).

Evidentemente, solo con respecto a este tema podríamos escribir cientos de artículos y libros desde distintas perspectivas, pero lo que hoy nos corresponde es arrojar luz sobre esta realidad y comprender todo lo que tiene que ver con el hecho de que tú percibas el amor de una manera particular. Que yo como mujer tenga, por porcentaje, mayor tendencia a sufrir problemas de salud mental no tiene que ver única y exclusivamente con el entorno social, sino con otros factores que también influyen a nuestra sobrecarga emocional, laboral y relacional. Dentro de estos factores encontraríamos el peso que se nos da a las mujeres en las relaciones de pareja a través de los mitos del amor romántico.

Estos son ideas o creencias idealizadas y a menudo

irreales sobre cómo debería ser una relación amorosa y que engloban todas estas desigualdades que te comentaba antes. Estas concepciones pueden tener un impacto negativo en las relaciones al establecer expectativas poco realistas y, por tanto, influenciarnos a la hora de vincularnos con el otro. Vamos a desmenuzarlos de una forma simple y concisa para que comprendas el impacto que tienen en tu día a día:

Mito del Amor Romántico	¿Qué es realmente?	Ejemplo en una relación amorosa	Ejemplo en una ruptura	Marca X si resuena contigo
El amor todo lo puede.	Creencia de que el amor puede superar cualquier obstáculo en una relación.	Ignorar problemas de comunicación, pensando que el amor lo resolverá todo.	Creer que el amor bastará para reconciliarse después de una ruptura, ignorando problemas subyacentes.	☐
La media naranja.	Idea de que hay una única persona predestinada para cada individuo.	Sentir que la pareja debe cumplir con todos los criterios ideales de nuestra «alma gemela».	Sentir que nunca encontrarás a alguien más tras una ruptura, creyendo que esa persona era tu «única oportunidad».	☐

El amor eterno e incondicional.	Creencia de que el amor debe ser perfecto, sin conflictos ni cambios.	Evitar conflictos para mantener la ilusión de un amor perfecto.	Creer que, si el amor es verdadero, no debería haber rupturas o dificultades en la rela- ción.	☐
El sacrificio como muestra de amor.	Pensamiento de que debes renunciar a tus necesida- des por tu pareja.	Dejar de lado tus propias metas o intereses para satisfacer constante- mente las de tu pareja.	Haber dejado de lado tus metas personales por la relación y sentir que ahora estás perdido/a.	☐
La intensidad emocional constante.	Creencia de que el amor debe ser siempre apasionado y emocionante.	Creer que el amor verdadero siempre tiene que ser intenso, a veces confundiendo los altibajos normales como falta de amor.	Sentir que una relación sin drama o emociones intensas no es realmente amor.	☐
El amor a primera vista.	Idea de que es posible enamorarse al instante de alguien sin conocerlo/a realmente.	Sentir que una conexión inmediata implica amor verdadero sin conocer a la persona.	Creer que alguien que conoces de hace poco es «el/la indicado/a» solo por una primera impresión.	☐

La persona correcta que llena todos los aspectos de mi vida.	Creencia de que tu pareja debe cumplir con todas tus expectativas y ser tu fuente principal de felicidad.	Sentir que tu pareja debe satisfacer todas tus necesidades y expectativas, incluso si son poco realistas.	Creer que no podrás ser feliz sin esa persona que cumplía con todos tus requisitos.	☐
Pasión eterna.	Creencia de que la pasión y el romanticismo deben mantenerse constantemente a lo largo del tiempo.	Sentir que, si la pasión inicial disminuye, la relación ya no es viable.	Culpar a la falta de pasión del fin de una relación, ignorando otros aspectos.	☐
Omnipotencia del amor.	Pensamiento de que el amor puede curar todos los problemas y superar cualquier dificultad, incluso cuando no es realista.	Creer que el amor puede cambiar a una persona que no está dispuesta a cambiar por sí misma.	Pensar que, si el amor es lo suficientemente fuerte, superará cualquier dificultad, incluso cuando hay problemas fundamentales en la relación.	☐

Y, de nuevo, esto tampoco es algo que yo piense subjetivamente, aunque también. De hecho, en el año 2021, en la UNED llevaron a cabo un estudio en el cual analizaron las variables que influían en estos mitos según la forma de relacionarse de 1.840 estudiantes adolescentes de Castilla la Mancha y las conclusiones fueron las siguientes:

Los resultados muestran que los mitos de la pasión eterna, de la omnipotencia y de la media naranja son los más aceptados. Estos resultados pueden servir a la comunidad educativa para conocer el alcance de la ideología del amor romántico en la población adolescente y poner en marcha acciones preventivas que aborden las relaciones afectivas y fomenten la igualdad entre hombres y mujeres.[5]

Y a ti, ¿cuáles te han resonado más? Vuelve a la tabla y reflexiona sobre los que forman parte de ti. Porque en cuestiones de salud mental y creencias, aunque todas y todos sigamos unas pautas generales de acuerdo con el lugar donde hemos nacido y socializado, sí que es cierto que nuestras experiencias son diferentes, ya que por suerte nada es blanco o negro. Tus vivencias tienen algo especial, tanto para lo bueno como para lo malo, son únicas y exclusivamente tuyas.

Es posible que ser consciente de esto nos genere culpa o sentimientos de rabia, ya que al final puede llegar a ser una parte de nosotras no tan agradable o con la que no estamos tan de acuerdo. Sin embargo, no estás sola en este viaje de desafiar los mitos del amor romántico. Identificarse con estas concepciones idealizadas es más común de lo que te imaginas, incluso en las personas que más información tienen acerca de sí mismas. Me acuerdo perfectamente de una sesión de acompañamiento psicoeducativo que tuve con Naiara, feminista íntegra y políticamente posicionada, alguien que a nivel racional siempre se ha situado fuera de los estereotipos y creencias sociales vinculadas al amor romántico. Sin embargo, cuando profundizamos en el tema, nos dimos cuenta —para su enfado— de que esto es algo que le hacía sentir tremendamente mal, pero que aun así lo seguía utilizando como referencia a la hora de relacionarse.

Reconocer cómo estos mitos han influido en nuestras vidas no es un signo de debilidad, sino un paso valiente hacia la autoconciencia y el crecimiento personal. Naiara, como te comentaba, consiguió reconocerlos y, aunque fue de la mano de la ira en un primer momento, le ha ayudado a tomar perspectiva, al menos una diferente. De hecho, suele existir la creencia de que si me he identificado o relacionado en algún momento con alguno de esos mitos significa que siempre tendré relaciones asociadas a los mismos o que no podré construir vínculos sanos, cuando realmente tomar conciencia de ellos es lo único que te llevará a comprenderte mejor y actuar de forma distinta. Permítete ser compasiva contigo misma mientras exploras y desmontas estas creencias. Este proceso no trata de juzgar tus experiencias pasadas, sino de aprender y crecer a partir de ellas.

Pero por si te cuesta un poquito ver todo esto en ti misma, te voy a poner diferentes ejemplos de películas, series y contenido que probablemente hayas consumido para que comprendas mejor a qué me refiero:

- *Friends.* Ross y Rachel (la media naranja): La relación entre Ross y Rachel a menudo se basaba en la idea de que estaban hechos el uno para el otro, que eran «almas gemelas». Esto se muestra en cómo a lo largo de la serie, incluso tras las rupturas, siempre había una tensión romántica entre ellos, lo que perpetuaba la idea de que estaban destinados a estar juntos. Pero ¿es eso realmente un amor sano?

- *Cómo conocí a vuestra madre.* Ted y Robin (la persona correcta): La serie presenta a Ted como alguien obsesionado con encontrar «a la indicada». La relación de Ted y Robin se basa en la creencia de que ella es su pareja perfecta a pesar de los desafíos y las incompatibilidades evidentes. ¿Era ella la indicada o era él quien perpetuaba algo en lo que había creído firmemente sin cuestionárselo?

- *Anatomía de Grey.* Meredith y Derek (el amor a primera vista): La relación de Meredith y Derek se presenta como un amor instantáneo y apasionado desde el principio, lo que alimenta la idea de que existe un amor a primera vista. Sin embargo, a lo largo de la serie, se enfrentan a problemas significativos que desafían esta noción. Porque... ¿acaso el amor se sostiene solo de la pata de la pasión y el «romanticismo inicial» o necesita de más variables que influyan en él antes de construir algo más allá?

- *Sexo en Nueva York.* Carrie y Mr. Big (el amor eterno e incondicional): La relación de Carrie y Mr. Big presenta la idea de que el amor verdadero debe superar todos los obstáculos y desafíos a pesar de las continuas idas y venidas y los problemas persistentes en su relación. ¿Es esto amor o dependencia emocional?

- *La casa de papel.* Tokio y Río (la pasión eterna): La relación turbulenta de Tokio y Río en la serie ejemplifica la idea de que la pasión debe ser constante. A pesar de las dificultades y los altibajos, la parte central de su relación se enfoca en la intensidad emocional. La realidad es que las relaciones no son estáticas y que la pasión, igual que el resto de los componentes en una pareja, es algo que puede variar en función de la etapa vital, el proceso de cada uno e incluso por factores biológicos. ¿Era su relación más satisfactoria solo por ese aumento de pasión?

Recuerda que desafiar estos mitos no implica que el amor no exista, sino abrazar un amor más sano, equilibrado y realista. Es un viaje de descubrimiento y crecimiento hacia relaciones más auténticas y satisfactorias. Pero nada es blanco o negro, y descubrirás cada amor de una manera compleja y diferente a lo que te hubieras imaginado. El objetivo no es cerrar puertas y poner cerrojos, sino hacer de tu viaje un camino donde tú seas la protagonista sin que eso conlleve llevar a rastras tu historia pasada sobre lo que creías que era amor supuestamente. El objetivo, en definitiva, es que puedas llegar a enamorarte siendo un poco más tú y menos lo que te dijo la sociedad que tenías que ser.

En definitiva, me gustaría que siempre pusieras el amor entre signos de interrogación, que dudes de todo lo que viene después y así puedas responder a si es amor de verdad o se trata de cualquier otra cosa; que te permitas reflexionar y reconocer todo lo que tienes dentro de ti, porque te prometo que esa será la primera forma útil que tendrás de reconocer todo lo que NO es amor y evitar entrar en aquellas mareas que parecen tranquilas pero que te arrastran mar adentro cuando intentas salir.

2

El primer amor

A veces te quise sin saber que el quererte
me dejaba a mí atrás.
A veces te quise sin saber que en realidad
no era amor, sino miedo.
A veces te confundí con todo aquello que
hubiera querido que sí fueras, pero que solo
fuiste en mi mente.
A veces me quedaba sin mí por poder
sentirte cerca.
Y por eso hoy no quiero más veces, sino
coger al miedo de la mano y caminar juntos
lejos de aquí, lejos de ti, pero conmigo

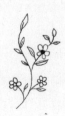

Da igual su nombre, y tampoco quiero recordar la
primera vez que lo vi en aquella calle empinada que em-

pieza con el número 27, pero si hiciera un esfuerzo... Aún siento las mariposas que confundía con amor y esa extraña manía que tenía de hacerme creer que el amor podía con todo a pesar de todo, aunque fuera a mi costa. Supongo que, condicionada por la etapa adolescente y la impulsividad propia de la misma, encontré en él un refugio para todos los vacíos que, sin saberlo, cargaba conmigo. Su voz me producía la calma que tanto ansiaba dentro de mí. Siempre pensé que era el amor de mi vida, y solo el hecho de imaginarme lejos de él me producía una tristeza que todavía hoy, con solo nombrarla, me inunda. Reconozco que nunca me había sentido tan cuidada, querida y valorada, y quizá era ese el problema, pero de eso hablaremos más tarde. Por eso, fue la primera vez que creí sentirme viva. Me sentía activa, tenía cientos de sensaciones nuevas y por fin sentía que alguien me miraba. De repente, me hice visible.

Los primeros meses estuvieron condicionados por una incertidumbre que me hacía temblar cada vez que lo veía; cada tarde de verano dejaba de ser yo para intentar encajar en lo que él me pedía que fuera con sus actos: más mayor, más madura, más guapa, menos yo. Lo aceptaba sin siquiera plantearme que hubiera otras opciones porque, al fin y al cabo, ¿acaso el amor no es hacerse uno? ¿Acaso el amor no es encajar con el otro? Me había pasado toda la vida viendo películas y series románticas que me hacían soñar con lo que estaba viviendo ahora. «Por fin», pensaba. La idea de ser por una vez la protagonista y no un personaje secundario se me metió tan adentro que, de repente, el resto de los personajes de mi vida fueron desapareciendo progresivamente, porque... ¿acaso el amor no es priorizar a tu pareja por encima de todo?

Pasados los primeros meses, recuerdo que la etapa de la incertidumbre se mezcló con la de la obligación de ser, estar y parecer. Empecé a actuar de una manera casi guionizada y hecha a su medida. Cada día le quería más y, sin embargo, todas las noches una lágrima caía por mi mejilla cuando me iba a dormir, pidiendo ser escuchada. Pero ¿no es el amor aguantar a pesar de las idas y venidas? ¿No es una lucha? Recuerdo, de hecho, que una de esas noches me dio por escribir y aún guardo esos diarios. Quiero compartir esto contigo por si te ayuda a identificar y poner límites mucho antes de lo que yo lo hice.

Durante casi un año lo di todo por y para el amor. ¿Quién era yo sino la protagonista? ¿Era Ro? Porque era incapaz de reconocerme. De repente, ya no salía los viernes, pues tenía la obligación no firmada de pasarlos con él; los sábados tenían su nombre, ya que era nuestro tiempo libre y los domingos solía escaparme de mi casa para verle antes de un nuevo comienzo de semana, incluso aunque todo esto desembocara en cientos de peleas familiares. De repente, todo mi mundo giraba a su alrededor y, sin darme cuenta, fui apagando todas y cada una de las velas de las otras partes de mi vida. Recuerdo a la perfección la cara de mi abuela cada vez que me veía salir por la puerta o cada vez que me la abría y me daba un abrazo porque volvía envuelta en lágrimas. Ahora, al verlo con perspectiva diez años después, puedo asegurarte que eso no era amor, ni siquiera el inicio de uno, porque el amor no es feo, ni duele, ni aprieta, ni obliga, ni te hace pequeña. Sin embargo, en su momento pensé que todo eso era así, y se me metió dentro dando a la luz a una versión de mí que ahora de adulta miro con ternura para cuidarla y darle el espacio que en ese momento fui incapaz de construir.

Si fuiste como yo, esa niña que de repente quiso ser adulta, tengo algo que decirte: no fue tu culpa, nunca lo fue, porque tú no sabías.

Más bien, nadie te había enseñado a cuidarte, a mimarte, y no puedes enfrentar una guerra sin previo entrenamiento.

No fue tu culpa porque, a veces, las puertas que cruzamos están trucadas de antes y, por tanto, las atravesamos porque alguien lo ha tergiversado todo sin explicártelo.

No fue tu culpa no saber irte a tiempo, porque esa misma puerta por la que entraste era de cristal y, aunque lo intentaras una y otra vez, solo podías verte a ti misma en el reflejo cada vez que te acercabas a ella y te asustaba.

No fue tu culpa porque, aunque te creyeras adulta, eras una niña, y es esa inocencia la que te mereces recuperar ahora de adulta. Por este motivo, quiero que sigamos indagando juntas en este camino hacia dentro y podamos descubrir la manera de perdonarte y volver a ti.

¿Cuántas veces hemos escuchado el mítico «el amor lo puede todo»? Y... es que, en realidad, es así. Si nos centramos en él como una excusa para derribar todo lo que tenemos por delante con tal de «sentir», desde luego que el amor lo podrá todo, incluso con tus ganas de vivir, te lo aseguro. Sin embargo, aunque nos pueda parecer loco desde la cordura humana y la sociedad que hemos creado, creer esto a rajatabla nos aporta una falsa sensación de seguridad que nos hace pensar que lo que sentimos ahora (ese gustito en el corazón cuando estamos enamoradas de alguien) no se acabará. Nos autoengañamos con la idea de que durará para siempre y bajo este «falso control» nos relajamos. Pero la realidad es diferente, puesto que no te relaja ni te cuida, sino que te tensa y te pone contra las cuerdas de cumplir esa expectativa y, en el caso de que no sea así, te obliga a sentir que has fracasado, que tus experiencias no han valido la pena y que todo lo que te ha traído hasta aquí no tiene sentido. Al final, te compromete a embarcarte en la dualidad del todo o nada, del para siempre o hasta nunca, cuando ni el amor ni los seres humanos somos tan simples.

Entonces, la verdadera cuestión no es el amor, sino ¿qué hemos aprendido del amor para que nos haya traído hasta aquí? Quizá ya has identificado en el primer capítulo algunos matices, pero me gustaría que fuésemos más allá juntas.

Si buscamos la palabra «enamorar» en la RAE, dice: «Prendarse de amor de alguien». Pero ¿qué es el amor? Volvemos a lo mismo, a la gran pregunta. «Amor», según la Real Academia de la Lengua Española, tiene hasta catorce significados, de los cuales me interesan los siguientes.

1. m. Sentimiento intenso del ser humano que, partiendo de su propia insuficiencia, necesita y busca el encuentro y unión con otro ser.

¿El amor es intenso? ¿El ser humano es insuficiente? ¿Necesito al otro? ¿A qué se refiere con «unirme con otro ser»? Me surgen demasiados conflictos internos frente a esta definición, pero sin duda lo que más me duele es que sea lo primero que ves cuando te adentras en el diccionario que define nuestro vocabulario. ¿Por qué me duele? Porque el lenguaje no solo condiciona, sino que modifica la forma en la que vemos la realidad y el mundo.

Claramente, la persona que escribió esto confundió

no solo el término «enamoramiento» con el amor verdadero, sino también al ser humano con un bolso. A veces confundimos a nuestra pareja con algo material que nos pertenece y de ahí surgen numerosos conflictos que trabajo día a día en las sesiones: ¿Por qué ME hace X o ME hace Y? Cuando a veces el ME es algo que tiene que ver con el otro y no con nosotras.

Sí que es completamente cierto que necesitamos y buscamos al otro porque somos seres sociales. Como diría mi abuela: ni tanto ni tan poco. En la actualidad vivimos condicionadas por el extremo de la autosuficiencia y ser independiente como solución a todos los problemas que se plantean a nivel emocional. ¿Que has pasado por una ruptura?, es porque deberías estar mejor sola; ¿que estás sola?, es porque la soledad te da absolutamente todas las claves para que te desarrolles personalmente; ¿que no encuentras personas que se ajusten a tus necesidades emocionales?, es porque te da miedo estar sola y te quedas con cualquiera... Y da miedo pensar cómo estas creencias, prejuicios y mitos que hemos visto condicionan nuestras necesidades básicas como seres humanos: el relacionarnos y vivir en compañía. Por eso, no somos ni tan independientes ni tan solitarios; somos seres que necesitamos del otro para sobrevivir y vivir en calma siempre y cuando no sea partiendo desde nuestra insuficiencia.

Pero sigamos. Aquí va la segunda definición...

2. m. Sentimiento hacia otra persona que naturalmente nos atrae y que, procurando reciprocidad en el deseo de unión, nos completa, alegra y da energía para convivir, comunicarnos y crear.

Una de las cosas que más me llaman la atención de esta definición es la palabra «reciprocidad», ya que la forma en la que convivo con el resto de las personas y la manera en la que concibo cualquier tipo de vínculo siempre es desde ahí, y espero que para ti, después de leer esto, también se convierta en un requisito, puesto que no hay nada más humano, íntimo y real que la reciprocidad. Muchas veces, desde todo esto que hemos interiorizado, tendemos a ver el amor como una lucha entre lo que quiero y lo que me gustaría tener, pasando por lo que debería haber sido de por medio... Cuando, sin embargo, el amor no es otra cosa que reciprocidad arropada por mil y una historias que contaremos a través de los ojos del otro.

Soy consciente de la crítica social existente, a la cual me he sumado respecto a la idea de que el otro nos completa, y quiero pensar (o así lo tiendo a hacer) que a aquellas personas que en su día redactaron la definición se les olvidaron algunas letras, y que, en vez de «completar», querían escribir: COMPLEMENTAR. Esto me hace recordar algo que escribí desde lo más profundo de mi ser, cuando me enamoré por primera vez de forma sana (historia que vivirás conmigo unos capítulos más adelante, cuando todo este desbarajuste conceptual en el que nos hemos metido cobre sentido).

A veces, además de escribir y explicar conceptos, me gusta leer y escribir poesía. No es uno de mis talentos, pero me sirve justo para hacer lo que dice la última palabra de esta definición: crear. Y es que para crear he necesitado comprender y ver las cosas desde muchas perspectivas diferentes. En uno de esos momentos de transición, en el cual ni yo me entendía a mí misma, a una parte de mi vida más llena de calma y autocompasión, escribí este poema para intentar darle sentido a lo que para mí SÍ es el amor:

No busco en ti la totalidad que me llene el vacío, sino el refugio cálido donde el amor se sienta dos pinceladas distintas, pero bailando al mismo tiempo, complementándonos en cada risa y en cada verdad, en cada miedo de que salga mal.

No somos rompecabezas con piezas por encontrar, sino dos universos que se juntan para vibrar unidos por la fuerza que nos hace crecer juntos, desafiando al mito de todo lo que se supone que tendremos que dejar de ser para crecer juntos, compartiendo en cada uno lo que somos; en plural.

En este baile de almas, en cada paso y en cada instante, encontramos la plenitud sin ser incompletos, ni fugaces,

ni eternos; siendo dos, juntos, celebrando que esta vez sí
habrá un final, uno compartido que nos acercará a que el
vacío sea cuidado y elegido.

Al ser siempre dos sujetos, como escribí, para mí es importante volver a mí misma para recordarme el porqué, y justo es la siguiente definición la que completa, esta vez de verdad, y aumenta nuestra concepción sobre el amor.

4. m. Tendencia a la unión sexual.

Con el primer amor se viven tanto nuevos inicios como nuevas experiencias que nos marcarán no solo a nivel emocional, sino también a nivel corporal, e influirán en todo lo que experimentemos a lo largo de nuestra vida. Por eso, que se incluya la tendencia a la unión sexual no es solo fundamental, sino que nos permite comenzar a indagar en un mundo que es el gran olvidado en este proceso de enamorarse: el sexoafectivo.

¿Qué es una unión sexual? ¿Por qué tendría que existir en el amor? ¿Implica esto intimidad? Pero ¿qué es realmente la intimidad? ¿De qué forma puedo hacer esta intimidad placentera? ¿Hay diferentes formas de generar unión? Me gustaría hacer un pequeño *break* para hablar de esto y darle voz a dos conceptos que probablemente hayan condicionado todas estas preguntas: intimidad y cercanía emocional. Considero que estos dos factores son claves a la hora de comprender todo esto que nos intenta definir la RAE.

En primer lugar, me gustaría hablar de la intimidad, entendiéndola como dos árboles que crecen el uno al lado del otro en un bosque. Imagínate por un momento que tú eres uno de ellos y que la otra persona te acompaña en esta experiencia. Vuestra intimidad emocional sería como esas raíces que se entrelazan en el suelo. A medida que crecen y se desarrollan, las raíces se mezclan, se conectan y se nutren mutuamente, comparten recursos y se sostienen cuando diluvia más de lo normal para crecer juntos. Esta conexión, aunque a simple vista es invisible para cualquier otro ser vivo, permite que estos dos árboles se mantengan fuertes a lo largo del tiempo. Pues este proceso es similar al que vivimos cuando conseguimos intimidad emocional con el otro: es eso que impulsa a crecer, ese apoyo mutuo que te ayuda a enfrentar todos los desafíos que el mundo te ponga por delante. Muchas veces, cuando se menciona la intimidad, se hace única y exclusivamente desde la conexión sexual y romántica, pero... va mucho más allá de eso. De hecho, si alguna vez has tenido la suerte de enamorarte, sabrás de primera mano a qué sabe: a hogar, a abrazos que duran minutos, a conversaciones en las que tus miedos se paralizan al compartirlos con el otro, a debates infinitos e incluso a valores de los que os nutrís el uno del otro. Por ese motivo es fundamental comprender que, a lo largo de nuestra vida, no solo es importante esa unión sexual, sino también el potenciar los otros tipos de intimidad. Aquí abajo te comparto algunas definiciones con ejemplos de personas que acompaño para que comprendas el impacto que puede tener en tu vida el darle forma a todo esto (y ya no solo de cara al amor, sino en cuanto a ti misma y tus relaciones sociales).

Intimidad emocional:

- Compartir sentimientos y pensamientos profundos.
- Ejemplo para potenciarla: establecer momentos para hablar de manera habitual sobre emociones, preocupaciones y sueños, practicar la escucha activa y la empatía, mostrar apoyo incondicional.
- Cómo te puede afectar no potenciarla: recuerdo perfectamente el caso de María, una mujer que tenía la vida resuelta a ojos de la sociedad. Había conseguido cumplir sus objetivos profesionales y emocionales e incluso consideraba que había tenido y tiene relaciones sexuales y conexiones satisfactorias

a nivel de pareja, pero que a raíz de su última ruptura es consciente de que se siente muy sola.

Después de trabajar diferentes cosas a raíz de algunas necesidades detectadas en su historia de vida, un día me confesó que nunca había hablado con sus amigos de sus problemas porque es algo que había relegado al ámbito de la pareja y que ahora se siente completamente sola.

Al analizarlo, vimos que en realidad María necesitaba ampliar su intimidad emocional con su entorno y, poco a poco, comenzamos a establecer diferentes objetivos a nivel comunicativo y social para que se acercase a las personas que actualmente sí estaban en su vida. Tras varias semanas trabajando de qué forma podríamos potenciar esa intimidad, María me contó que está aprendiendo a ver la vida de manera que se siente acompañada, incluso de una forma más bonita que cuando estaba en pareja, ya que varias personas de su entorno le han comunicado que les sorprende su capacidad reflexiva. Ahora María se permite acercarse a los demás y que estos se acerquen a ella, incluso con miedo, porque ha entendido la importancia de la intimidad emocional con el resto. Del por qué lo potenciaba más con sus parejas que con sus amistades es algo que hablaremos en el último capítulo.

Intimidad física:

- Comprende el contacto físico, la cercanía y la expresión de afecto.
- Ejemplo para potenciarla: aumentar la conexión física a través de abrazos, besos, caricias y contacto cercano, explorar nuevas formas de placer mutuo en la intimidad sexual comunicando las necesidades y deseos físicos.
- Cómo te puede afectar no potenciarla: Saray acude a la sesión para trabajar diferentes estrategias de autogestión emocional y para ser más autocompasiva conmigo misma, pero bajo el criterio de complacer más a su pareja en cuanto a sus deseos sexuales. Sin embargo, junto a un equipo multidisciplinar con el que me coordino, durante el proceso de desarrollo personal que hizo Saray, descubre que es persona asexual,[6] lo que la lleva a un gran conflicto dentro de su relación de pareja, ya que hasta ese momento ella siempre había cedido a tener encuentros sexuales sin cuestionarse su propio deseo o necesidades emocionales. Esto desencadenó que ella decidiera terminar la relación y, por tanto, pasara un duelo para asimilar la pérdida. A Saray nadie le había explicado que tenía la capacidad de elegir de qué forma potenciar su intimidad física, habiendo quedado

relegada toda al terreno sexual; en consecuencia, había vivido toda su vida cargando el peso de tener que aceptar lo que el otro demandaba. Saray consiguió atravesar todas las emociones desagradables que trae el duelo, y a raíz de esto, entró en un proceso nuevo de autoconocimiento y crecimiento personal con el que está comprendiendo qué necesita para relacionarse con el otro, cuáles son sus límites y el camino que quiere seguir. Es fundamental que todos podamos comunicar y desarrollar nuestra intimidad física desde dentro hacia fuera y no viceversa.

Intimidad intelectual:

- Implica compartir ideas, intereses y participar en conversaciones estimulantes.
- Ejemplo para potenciarla: leer juntos, discutir temas interesantes, intercambiar ideas y opiniones, buscar actividades que despierten la curiosidad y el interés mutuo.
- Cómo puede afectar no potenciarla: socialmente, se tiene la falsa creencia de que si es tu pareja tiene que ser contraria a ti en tus ideas o creencias para hacerlo más movido, más interesante y quizá hacer refe-

rencia al mito de que quienes se pelean se desean. Sin embargo, en mi experiencia profesional y personal observo que esto es todo lo contrario, cuando más compartes, y sobre todo, cuanto más quieres esforzarte en compartir intelectualmente con tu compañero o compañera de vida, más sencillo es que el vínculo sea saludable y duradero. El riesgo de relegar a la pareja únicamente la parte de íntimidad emocional o física puede traer como consecuencia la aparición repentina de la monotonía o la distancia emocional a corto o medio plazo.

Intimidad espiritual:

- Conectar a un nivel más profundo a través de creencias, valores y propósitos compartidos.
- Ejemplo para potenciarla: practicar juntos la meditación, reflexionar sobre valores personales y compartidos, explorar creencias espirituales y apoyarse mutuamente en el crecimiento personal.
- Cómo te puede afectar no potenciarla: Marta conoció a su novio a los quince años y se enamoró profundamente de él. Todo lo que compartían la hacía sentir especial y, sobre todo, le daba la seguridad que tanto había anhelado durante toda su adolescencia. Él le

daba diversión, cariño, constancia, regalos y, en definitiva, ilusión. Pasaron los años y Marta comenzó la universidad, mientras que su novio, Javi, decidió continuar estudiando un grado superior en el pueblo en el que ambos habían vivido desde pequeños. Marta siguió compartiendo toda su vida con Javi y viceversa, pero cada vez, a pesar de tenerlo todo en común, se iban sintiendo más alejados el uno del otro, y es ahí cuando Marta, completamente rota, acudió a una de las sesiones que tuvimos y verbalizó que no sabía identificar qué quería o sentía. Como siempre, acogiendo su emoción y brindando calma, la invité a hacer varios ejercicios para ponerle nombre a esa sensación que tenía y, al final, expresó sentirse vacía, irritada y confundida. Su discurso se me ha quedado grabado en la mente:

—Ro, me siento vacía compartiendo mi vida con alguien con el que hace años que no quiero seguir. No me gusta sentirme así y lo evito porque al final me enamoré de él y siempre he pensado que es el hombre de mi vida, pero desde que comencé la universidad no tenemos nada en común más allá de las historias que hemos vivido juntos. Todo lo que hace me irrita, me enfada, le acabo contestando mal e intento no ir a casa solo por no tener que decirle que no puedo más.

—¿A qué te refieres con que no puedes más? —le

pregunté con sutileza y cariño, aunque intuía la respuesta.

—No puedo seguir soportando el peso de querer pasar mi vida al lado de alguien que ya no tiene nada que ver con lo que soy y me aterra la idea de la soledad. Solo sé que lo que hay ahora es vacío.

Y así empezó la conversación tras la que abordamos sus necesidades emocionales y gracias a la que pudo reconstruir lo que sentía. Es difícil, doloroso y un caso puntual, pero si algo nos permite esto es ver que el amor no siempre va unido a la intimidad en todos sus aspectos y que, en algunos casos, se puede trabajar cuando sale de manera natural y cuando ambas personas están transitando un mismo proceso vital, pero cuando no es así..., es importante identificarlo a tiempo.

En definitiva, potenciar cada tipo de intimidad requiere comunicación abierta, comprensión, respeto mutuo y disposición para invertir tiempo y energía en la relación. Es importante recordar que no existen fórmulas mágicas ni parejas perfectas en las cuales nunca surjan conflictos, pero sí existen personas dispuestas a trabajar, cuidar y reconstruir aquello que duele para transformarlo en algo que se cura, no con tiritas, sino con cariño, amor y consciencia emocional. Te aseguro que eso sí existe. Pero para eso es fundamental coger las semillitas e ir sembrándolas, así que sigamos profundizando un poco más.

Por otro lado, comentaba la importancia de la conexión emocional y la unión, que son dos conceptos que me gusta trabajar juntos, pero al mismo tiempo por separado. Imagina un baile entre dos personas: la cercanía en una pareja es como bailar juntos siguiendo ambos los pasos que da el otro, con movimientos sincronizados, cuando se comprenden y se apoyan mutuamente en cada compás, en cada sensación, en cada avance. Es esa sensación de conexión profunda, de entenderse sin necesidad de palabras, de compartir pensamientos, sentimientos y experiencias de manera íntima teniendo en cuenta todo lo que hemos visto antes. Sin embargo, la unión en pareja, más que un baile es un tejido: es entrelazar hilos que representan las individualidades de cada uno para crear algo nuevo pero conocido y seguro entre los dos, como aquel jersey que alguien que te quería mucho te hizo a mano con cuidado y cariño. Cada hilo aporta su propia textura, color y fuerza, pero juntos forman una trama más resistente y compleja. Esta unión se fortalece con el tiempo, cada hebra se vuelve más firme hasta crear una tela que abriga, protege y os sostiene a ambos y que, sobre todo, siempre guardas con cariño porque eres consciente de todo lo que ha costado hacerla. Si has llegado hasta aquí, te preguntarás: ¿y qué sentido tiene reconocer todo esto? Y la pregunta que te devuelvo es: ¿qué sentido tendría comprender el amor de una forma menos compleja y simple? Al fin y al cabo, todo lo que sientes ahora como real existe, y reconocerlo te va a permitir no solo acercarte más al resto, sino de una mejor manera y más sana para ti. El amor tiene tantas cosas a trabajar como las tienes tú, porque es tuyo, nace contigo y se cuida a través de lo que compartes con el otro, por eso es un viaje que tiene tantas paradas como autobuses elijas coger, pero siempre tendrá el mismo destino: tú.

Así que es importante recordarte por qué vemos todo esto: porque nadie nunca nos ha enseñado la asignatura de prestarnos atención ni a nosotras ni a lo que nos rodea. Por eso es fundamental seguir desgranando estas acepciones, para que nos acerquemos a todo lo que tenemos dentro de nosotras. Así que, continuemos.

5. m. Blandura, suavidad.
Cuidar el jardín con amor.

Lo que más admiro del amor comprendido así es todas las historias que deja en nuestro día a día, las cuales pasamos por alto. Por eso quiero compartir contigo la siguiente:

En una pequeña aldea rodeada de montañas vivían dos almas tan vivas como diferentes: Ro y Gui. Ro era una joven apasionada por las estrellas y la música del viento entre los árboles. Gui, por otro lado, encontraba la magia en los pequeños detalles: las hojas bailando en la brisa o el suave murmullo del río que veía al otro lado de la ventana a la que se asomaba cada día. Sus vidas estaban completamente separadas por historias que ni siquiera ellos eran capaces de reconocer, dos historias que acabarían siendo una. Un día, durante un festival de la aldea, Ro y Gui se encontraron de la forma más casual y mágica posible: sin querer, pero queriendo mirarse. Sus miradas se entrelazaron y una chispa de reconocimiento surgió entre ellos, como si se conocieran de toda la vida, como si esos ojos los hubieran visto brillar ya antes. No hubo palabras, solo una sonrisa cómplice y el suave roce de sus manos al intercambiar una flor. Una simple flor.

Desde ese día, Ro y Gui comenzaron a encontrarse en el tranquilo prado donde el sol se filtraba entre los árboles. No necesitaban palabras vacías o más lugares donde reencontrarse al anochecer; su conexión florecía en gestos simples y sutiles: «Gracias», «Te quiero», «Todo irá bien», «Estoy aquí», «Te extraño», «Te echo de menos», «¿Cómo ha ido el día?», «Si necesitas algo, estoy aquí» ... Y otros murmullos que susurraban en cada bienvenida y despedida como si siempre fuese la primera vez, como si cada flor fuera la primera.

La ternura entre ellos no era una ráfaga de fuego, sino más bien una brisa cálida que los envolvía con suavidad. Sus encuentros eran como abrazos de la naturaleza misma: delicados, reconfortantes y plenos de paz. Ro encontraba en Gui una calma que acunaba su corazón, mientras que Gui veía en Ro la pureza de todo lo que nunca había valorado: la simpleza del cariño. Juntos veían el mundo a través de unos ojos que ya no solo compartían flores, sino que las regaban cada día, cuidando ese jardín como si su vida dependiese de ello. Así fue cómo, con el tiempo, su amor creció y se convirtió en un jardín silvestre sin pretensiones ni alardes. Era una danza de complicidad donde la ternura y la blandura del amor se entretejían en cada gesto, en cada caricia suave y en cada susurro compartido. Y pensar que todo comenzó con aquella simple y aburrida flor...

Así, Ro y Gui aprendieron que el amor no siempre es un torbellino apasionado, sino también una caricia suave, una mirada cómplice y una compañía serena. Descubrieron que la verdadera magia del amor se encontraba en la sencillez de su conexión, en la ternura de sus corazones y en la belleza de cada momento compartido. Descubrieron todo lo que el resto de las ajetreadas poblados alejados del suyo no habían sido capaces: se descubrieron a sí mismos, incluso hasta el punto de que ambos decidieron dejar de regalarse flores para construir nuevas aldeas, unas que siempre les recordarían a aquella flor, pero que ahora necesitaban hacer vibrar y sentir por senderos diferen-

tes. Y así fue la despedida, tan tierna como aquel encuentro, sin querer y queriendo crecer, aunque esta vez ya no fuera mirándose y el amor los obligase a cultivar tierras con frutos distintos.

Con este pequeño cuento, y haciendo guiño al capítulo de «El amor de tu vida», lo que quiero explicar no es ni más ni menos que la fragilidad y ternura a la que el propio amor nos debería conducir: a un camino con salida e indicaciones claras, tanto cuando llega como cuando se va. ¿Cuántas veces hemos conocido un amor así y por qué creemos que es una experiencia que no volveremos a vivir? El final de este cuento empieza con una historia que en principio parece acabar tal y como nos gustaría a todos; sin embargo, solo son seis párrafos escritos con tinta. ¿Qué pasará cuando llueva y se moje? ¿Durará? ¿Cuando dejen de leerse entre sí saldrá polvo en cada página? ¿Podrán florecer de nuevo juntos? ¿Qué pasará durante el resto de su viaje? Todas estas incertidumbres que también formarán parte de la historia existen, solo que no somos capaces de verlas aún, y prefiero que valoremos todo lo que hay detrás, esa ternura, ese cariño, ese amor que, como dice la definición, es blandito y suave.

¿Qué más es, según los expertos de la Real Academia Española? (Que nada tienen que ver con Ro y Gui, pero que, seguro que, si leyeran este libro, también podrían también sentirse reflejados).

7. m. Esmero con que se trabaja una obra deleitándose en ella.

Desde luego, uno de los mitos contra los que más lucho es el pensar que todo está hecho, que todo es sencillo y que el amor, si realmente es verdadero, es natural y sale fácil. Este primer amor, o una relación del tipo que sea, que da tanto como asfixia, al contrario de lo que se suele pensar, en muchas ocasiones... es progresivo. Yo siempre lo escenifico como si fuera una casa en la cual hay que ir añadiendo mucho trabajo hasta que por fin puedes sentirla como tu hogar. ¿Verdad que no es lo mismo comprar una casa que sentir que es tu lugar seguro? Pues ahora construiremos tus mínimos, tu casa, ese espacio del que nacerá todo lo que construirás con el otro.

EJERCICIO DE LA CASA

Imagínate que cada listón que conforma la fachada de tu casa está compuesto por varios ladrillos. Dentro de cada uno de ellos existen tantas posibilidades y nombres como tú hayas decidido que necesita para poder sostenerse y crecer. Lo que me gustaría es que pudieras anotar en cada ladrillo qué sostiene tu casa: ¿cuáles son tus raíces?, ¿qué experiencias te han traído hasta aquí?, ¿qué personas han sido fundamentales para ti durante tu vida?, ¿qué hitos cumpliste que a tu niña interior le haría feliz?, ¿qué esfuerzos has tenido que hacer a lo largo de tu vida para crear la vida que tienes ahora?, ¿quiénes son las personas que más te importan y apoyan actualmente?, ¿sin qué no podrías vivir? Estas son preguntas que responderían a lo que conforma tu hogar, tu lugar seguro. Escríbelas para poder validarte y reconocer tu espacio vital dentro de ti, todo eso que te construye y que te da la vida que hoy sientes como propia.

Por otro lado, junto a tu hogar tienes un árbol que a simple vista podría parecerte simple, solo que conforma ese lugar al cual vas a conseguir llegar. Al principio, cuando plantas la primera semilla del árbol, a no ser que seas experta en jardinería, es bastante probable que te plantees si lo has hecho bien o te hagas otro tipo de preguntas como: ¿cuánta agua se necesitará para que crezca?, ¿qué tipo de cuidados necesita como planta?, etc. Pues lo mismo vamos a hacer con tu vida, con cómo concibes que sea el lugar al que quieres llegar. En los frutos del árbol (arriba) tendrás que poner tres objetivos concretos, simples y alcanzables que te gustaría conseguir de aquí a un año vista (no me vale que sea un cambio drástico y convertirnos en alguien que no somos, alejados de nuestras posibilidades económicas, sociales o emocionales, sino algo realista). En el tronco, y teniendo como referencia tu casa ya construida y rellenada previamente, tienes que elegir esas cinco cosas o personas con las que te gustaría contar durante este proceso, es decir, aquellos pilares que tú también vas a esforzarte por cuidar o sostener durante estos trescientos sesenta y cinco días de cara a la consecución de tus objetivos. Y, por último, en las raíces escribirás tres acciones que puedes empezar a implementar desde hoy de cara a conseguir todo aquello que hemos puesto en los frutos.

Por ejemplo:
- Objetivo: Quiero cuidar más mi salud mental.
- Tronco: Quiero seguir manteniendo mi salud física, quiero seguir cuidando de mis amigas Marta y Paula, quiero seguir en contacto con mi familia cercana y es fundamental que mi perra esté conmigo.
- Raíces: Intentaré entrenar cuatro días por semana, llamar a mi familia y amistades al menos dos veces a la semana y preocuparme por sacar a mi perra al campo al menos tres días a la semana durante más de cuarenta y cinco minutos para poder jugar con ella.

No se trata de que hagas grandes cosas, sino de que te encuentres a ti en cada una de ellas, para así, cuando el amor romántico o de cualquier otro tipo toque a tu puerta, le puedas abrir con la mochila bien cargadita de todo lo que sí eres y no para que cubra todo lo que te falta.

Para cuidar el amor y saber definirlo, es fundamental que primero hagas esto mismo contigo, no porque considere como cierta la frase de «si tú no te quieres, nadie te querrá», porque la considero completamente falsa, ya que el amor no es algo cuyo merecimiento pierdas si tienes la autoestima baja. Es clave que primero te definas y construyas a ti misma no porque no te merezcas recibir amor si no lo haces, sino para que estés abierta a dejar entrar única y exclusivamente a todos esos amores que vayan a redecorar los ladrillos de tu casa en lugar de dejar entrar a aquellos que te los quitarán uno a uno sin tu permiso, convirtiendo de tu lugar seguro un espacio en el que quedarse a vivir sin tu consentimiento. Esto es importante para que sepas elegir mejor.

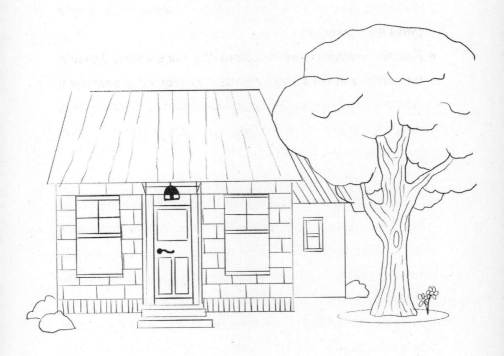

Una vez tengas tu casa construida, creo que es momento de pasar a la siguiente definición para que te sumerjas en ella y, por tanto, también en ti.

9. m. desus. Voluntad, consentimiento.

Imagina que la voluntad es la capitana de un barco, quien toma decisiones sobre hacia dónde navegar y cómo dirigir el rumbo cuando el mar está picado. Es el timón que guía las acciones y decisiones personales basadas en la brújula de nuestros valores, deseos y elecciones conscientes. Ahora piensa en el consentimiento como el ancla en el puerto al que va la voluntad. Es la decisión consciente de dejar que otro barco se una al viaje, asegurando que ambos capitanes estén de acuerdo en compartir el trayecto. Es la confirmación de que ambas partes desean estar juntas sin presiones externas ni fuerzas que los frenen. En el amor, la voluntad es la energía que guía nuestras emociones y decisiones, la capitana que elige el camino, mientras que el consentimiento es la conexión sincera entre otras dos capitanas que deciden navegar juntas en un mismo barco, respetando y confiando en las decisiones mutuas, ancladas por una elección consciente y libre de compartir el viaje del amor, incluso con olas de por medio.

Quería finalizar la definición con estas dos palabras, ya que son las que marcarán los límites de hacia dónde ir y desde dónde partir, unos límites que probablemente nunca te hayas planteado por seguir la inercia de la marea.

En mi caso personal, y volviendo a la historia que compartí contigo al inicio de este capítulo, mi voluntad como capitana estaba tremendamente condicionada por la necesidad de que el barco no se hundiera en cualquier momento. Tomaba decisiones en caliente y con el miedo constante de ahogarme en un pozo del que no veía el fondo, y por eso sé la importancia de que «voluntad» y «consentimiento» no sean solo dos palabras nuevas en tu vocabulario, sino que las incorpores a la práctica de querer a alguien de manera consciente y pensando qué necesitas, sientes y anhelas por dentro.

Me gustaría que te dieses la oportunidad de dudar, de reflexionar sobre esto por un momento y de crear tu propia definición de amor, pero para hacerlo antes es fundamental comprender qué no lo es y entender por qué lo vivimos de esta forma. La neurobiología del amor es algo muy profundo sobre lo que podríamos estar horas y horas indagando, pero en un breve resumen: cuando te enamoras, sobre todo las primeras veces, se activan en tu cerebro muchas hormonas, sensaciones, etc. Es como si de repente llegase un huracán neuroquímico que se lleva todo lo que habías plantado y empieza a afianzarse como la base de todo lo que crecerá cuando la lluvia se calme y el sol permita que las flores vuelvan a nacer. De hecho, tanto es así que lo que nos ocurre desde la adolescencia hasta los veinticinco años aproximadamente son los hechos que más almacena nuestra memoria emocional. Si a esto le sumamos que el primer amor es ese «huracán», nuestro cerebro tiene algo claro y es que esta primera experiencia se convertirá en algo que llevaremos tatuado casi de manera inevitable.

Te he hablado del amor y sus definiciones desde mi experiencia personal hasta la parte más científica y «neutra». Espero que te haya ayudado a reflexionar y estoy segura de que has llegado a algunas conclusiones. Pues bien, sabiendo todo esto, considero que es un momento clave para que juntas empecemos a construir nuestra propia definición consciente en base a lo que hemos aprendido de nuestros primeros vínculos. Ahora nos toca subir al escalón más importante: el de la autocompasión por la niña que, sin ningún tipo de conocimiento ni experiencia previa, sintió como pudo y sobrevivió a un primer amor.

El primer amor suele ser una experiencia muy significativa para muchas personas, pero depende de cientos de factores que iremos viendo a lo largo de este libro. Aunque existen investigaciones sobre el amor y las relaciones, no hay un consenso absoluto sobre si el primero es realmente inolvidable desde una perspectiva científica. Por mi experiencia profesional en acompañar el duelo de más de cien personas en lo que llevo de año, puedo afirmar que a pesar de que la experiencia no se olvida significativamente, sí desciende el nivel de ocasiones en las que la persona piensa o se acuerda de esta pareja, lo cual aumenta su bienestar, aunque fuera una experiencia tremendamente importante. Además, depende de muchísimos factores como si hubo violencia o no, el contexto sociocultural, etc. Aunque es totalmente cierto que algunos estudios y teorías psicológicas se centran en la formación del apego y cómo las primeras experiencias amorosas pueden influir en la vida emocional de una persona. Por ejemplo, la psicóloga Mary Ainsworth, a la que no se suele mencionar, pero que a mí me parece muy interesante. Aunque es verdad que fue John Bowlby el referente en lo que a los estudios sobre apego se refiere. Su teoría sugiere que las primeras relaciones afectivas pueden moldear la forma en que nos relacionamos con los demás en el futuro. Lo importante es comprender que esta experiencia influye, pero que no te determinará para el resto de los tiempos. Indagaremos más en esto en los próximos capítulos, pero en resumen y con lo que tienes que quedarte es que ni tanto ni tan poco. No va a ser la única experiencia significativa que tengas en tu vida, al igual que tampoco va a ser algo completamente irrelevante.

En cuanto a la «inolvidabilidad» del primer amor, las experiencias emocionales intensas como esta pueden dejar recuerdos poderosos debido a la novedad, la intensidad de las emociones y el impacto en la identidad personal en ese momento crucial de la vida. Sin embargo, la duración y la profundidad de este recuerdo varían ampliamente de una persona a otra. En mi caso, has visto cómo a pesar de que fue una experiencia que recuerdo de manera desagradable, me ha traído ciertos recuerdos e incluso influido en la manera en la que concibo el mundo que me rodea y que, a pesar de haber sido significativo, no ha sido determinante.

¿Podrás olvidar a tu primer amor? La probabilidad es muy baja, a no ser que te diagnostiquen algún tipo de problema vinculado con la memoria, siento comunicarte que olvidar, lo que es olvidar al cien por cien no será posible, pero... podrás seguir viviendo. Esto es algo que te aseguro y pongo la mano en el fuego porque así será, lo que no quita la posibilidad de que sientas dolor, del cual nos ocuparemos más adelante.

Estudios de resonancia magnética funcional (fMRI) han mostrado que el amor activa áreas específicas del cerebro relacionadas con la recompensa y el apego, que, en nuestro idioma, vendría a ser el impacto que tiene todo esto que hemos visto hasta ahora con la forma en la que nos desarrollamos con el resto.[7] Es normal que durante toda nuestra vida recordemos este tipo de experiencias, ya que han tenido un impacto en nuestra percepción y conciencia del mundo, pero te adelanto que somos mucho más que esto. Por eso me gustaría que te dieras la oportunidad de bajar la guardia y comprender que el primer amor fue y será la llave que te abrirá otras puertas que ahora no puedes ver, pero te aseguro que te harán descubrir lugares que, aunque no te los puedo describir porque es algo que tendrás que reconocer por ti misma, te ayudarán a poner el freno y salir al mirador de la vida.

Pero sí, entiendo el miedo, la frustración y la angustia que causa sentir que algo dolerá para siempre o, sobre todo, la sensación de que hay personas que se quedarán a tu lado para siempre, aunque hace mucho tiempo que no estén. Te entiendo, porque yo también he estado ahí, también he sentido el nudo en el pecho al hablar de esa experiencia y he podido comprobar en mis ojos la desolación al ver cómo pasan los días y el dolor sigue dentro. Pero justo por eso te puedo dar la absoluta certeza de que esto también pasará, y es por lo que quiero que sigamos navegando por esta historia juntas: es la historia de tu vida, de todo lo que te queda por sentir, por vivir, por aprender, por perdonar y, sobre todo, por amar. Con esto, me gustaría encontrarme contigo de nuevo en el siguiente capítulo: en el amor de tu vida.

3

El amor de tu vida

Al amor de mi vida:
que me enseñó que cuando el amor sigue
intacto, pero necesitas soltarlo,
lo que hay que hacer es cambiar de vida,
pero sin dejar el amor de lado.
Te quise, te quiero, me querré, y gracias a
eso podré seguir queriéndote,
aun sin ti aquí.

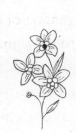

Hay tantos amores de tu vida como tú elijas. El problema viene cuando de manera casi involuntaria decides ponerle ese nombre a solo uno de ellos, y eso se acaba convirtiendo en el nudo que te impide respirar hondo. Confieso que, aun sabiendo la teoría, con cada nuevo amor que encuentro, muy dentro de mí habita la ilusión aprendida de que esta vez sí se cumpla eso del «amor para siempre», lo que me lleva casi sin saberlo a una decepción casi desde el momento en el que la relación se inicia. Porque creo que hay pocas cosas más dolorosas que cargar a alguien con el peso de ser el amor de tu vida, con los riesgos que conlleva eso. ¿No sería más fácil ver a las personas por lo que nos pueden dar y aportar, en vez de catalogarlas por algo que ni siquiera ellas mismas han elegido ser?

Sin embargo, he de reconocer que... la última vez que el enamoramiento llegó a mí fue tan especial que aun sabiendo que el amor no es para siempre, cuando le conocí cerré los ojos y le pedí a un ser ajeno a mí y con poderes sobrenaturales que, por favor, esta vez... sí lo fuera, aunque fuese por un rato, aunque fuese mentira. Y creo que eso es algo que ocurre cuando eres más hormonas que corteza prefrontal, cuando estás aún en esa fase inicial del enamoramiento, cuando la racionalidad no está tan presente. No podemos evitar querer, igual que no podemos no formar parte de la sociedad en la que vivimos ni sacarnos todas nuestras creencias y comportamientos aprendidos de golpe, pero hay algo que sí estamos a tiempo de hacer: darle un sentido al conjunto de emociones y sensaciones que sentimos ahora para regularlas a tiempo. ¿A qué me refiero? Déjame que te cuente la historia de una vez en que me enamoré muchísimo; de hecho, creo que de las pocas ocasiones que lo hice de forma valiente (con consciencia), pero también necesitaba respirarlo, parar y entender qué parte de lo que estaba sintiendo no era del todo real, sobre todo durante ese primer año, cuando sabemos que estamos especialmente condicionadas... Así que lo que te cuento a continuación lo hago esperando que, a través de mí, te veas reflejada y entiendas por dónde empezar: La verdad es que hacía frío aquel febrero en Madrid. Concretamente, era el 14 de febrero. Se trataba de una de esas tardes en las que el sol te da de lleno en la cara, pero que a las seis decide marcharse por la puerta de atrás y te deja sin luz y sin ganas de hacer algo que no sea sofá y manta. Lo que pasa es que hacía meses que no me encontraba con las calles de la ciudad que ha sido mi hogar durante toda mi vida. Hace ocho meses, en el mismo lugar donde comienza esta historia, cogí un tren con destino a aquello que conocía hasta el momento buscando emprender, por fin, una vida nueva y adulta. Bajé del vagón como si nada, pero esta vez me recogería alguien que, sin saberlo, se convertiría en la ilusión que me removería todo por dentro, sin desordenarlo. Perdida entre el caos de Madrid, de repente lo vi y nos saludamos con un abrazo que me resultaba familiar. Si te soy completamente honesta, ha sido la única vez en mi vida en la que el amor no me ha costado nada en absoluto. Las caricias nos acompañaron desde el minuto uno, cuando lo reconocí en aquel coche del cual nunca recuerdo el color. Madrid estaba lleno de gente y aun así parecía que solo estábamos él y yo caminando por aquel paso de cebra, haciéndonos fotos por todas partes sin saber que serían recuerdos que nos llevaríamos para siempre. Madrid, de repente se volvió silencioso y me refugié en su abrazo. Uno que parecía que me habían estado dando toda la vida, y fue ahí cuando me convencí a mí misma de que esta vez sí era... Cuando, viéndolo ahora en frío, ni siquiera lo conocía. No sabía cómo serían sus malos días, ni las palabras que le costaba pronunciar, ni siquiera conocía un ápice de la historia que le había traído hasta allí. Pero no tardé mucho en descubrirlo, porque lo que iba a ser una cena se convirtieron en cuatro días en los que el mundo exterior se paralizó para dejarme vivir la historia de amor más bonita que he experimentado a día de hoy.

Fueron cuatro días en los que me redescubrí a mí misma con la ternura que creía haber perdido tras amores que me habían desgastado. En esa semana me di cuenta de que el amor nace cuando te permites dejarlo entrar y, sobre todo, esos días el tiempo no existió, a pesar de que contábamos las horas para aquella despedida que, sin saberlo, sería la primera de tantísimas que nos unirían después. Despedidas que cada vez serían más duras, más tiernas y muchísimo más planificadas. Porque Madrid y Barcelona se convertirían en nuestras casas e iríamos de un lugar a otro como si no hubiera ochocientos tres kilómetros de por medio. Y así sonó para mí, lo que reconocía o mi niña interior quería intentar reconocer, el amor de mi vida.

Antes de continuar con la historia, he de confesarte que este, sin lugar a duda, ha sido el capítulo que más me ha costado escribir, porque el día que comencé a redactarlo tenía a quien intentaba convencerme de que, aunque el amor no fuera para toda la vida, el nuestro al menos lo intentaría, mirándome de reojo... Y, sin embargo, ahora su recuerdo me susurra lo bonito que fue, y su ausencia me hace entender la lección que necesitaba aprender para poder seguir avanzando, una lección que compartiré contigo de la forma más honesta, transparente y cercana que pueda. Vamos allá:

Tras aquellos meses de despedidas en la estación y de Atocha dándonos una bienvenida tras otra, aprendí tres cosas que quiero compartir contigo:

1. Cuando es ahí, es fácil.
2. Nunca sabes si es ahí hasta que no te vas.
3. Si no dejas que te vean, no te verán nunca.

La primera la aprendí en el momento en el que tras un tiempo hablando y compartiendo tiempo juntos, ingresaron a una de mis amigas en urgencias por un intento de suicidio. Ahí él no dudó ni siquiera dos minutos en preguntarme si necesitaba que alguien me llamara para poder desahogarme. Yo estaba completamente volcada en apoyar y sostener la situación de mi amiga y no era capaz de explicarle a nadie el miedo que sentía por dentro de que le pudiera pasar algo irreversible y, sin embargo, gracias a ese gesto entendí que para cuidar a alguien tenía que dejar que me cuidaran. Pero ¿cuánto tiempo llevaba sin que nadie me preguntara cómo estoy de verdad? Quizá no es nada admirable, sino un mínimo que tiene que estar presente en cualquier vínculo, pero yo ni siquiera lo contemplaba porque nunca lo había tenido. Así que me di cuenta de que quizá el resto de mis relaciones habían estado sostenidas por mi rol como cuidadora y de que aquella era una de las primeras veces en las cuales me estaba dejando cuidar.

Ese día aprendí la importancia de la presencia del otro, del estar, del ser, y algo tan simple como una conversación me permitió ser consciente de que cuando es ahí, es fácil. Para todo, incluso para lo que incomoda. Y esto no significa que tengamos que idealizar que el otro esté para todo en cualquier momento o que sea nuestra única opción, ni siquiera significa que no vaya a haber problemas o retos que enfrentar, todo lo contrario: significa que cuando es ahí, ambas partes pondrán los recursos que tienen para intentar encontrar un punto medio en el que encontrarse de nuevo. Cuando es ahí, se abren todas las puertas que el amor inconsciente, del que veníamos hablando, cerró; el amor quiere comprender y que sientas su sutileza, como lo hicieron Ro y Gui (si no recuerdas la referencia, vuelve al capítulo anterior, pág. 84). Esto no quiere decir que el amor por sí mismo nunca vaya a venir acompañado del trabajo en conjunto y el compromiso, ya que al final un vínculo requiere de constancia, cuidados y cimientos por ambas partes, pero para ponértelo más fácil, me gustaría regalarte una *check list* que puedes rellenar ahora mismo acerca de si la relación en la que estuviste (o quizá estás o quieras empezar en un futuro) cumplía la característica de ser fácil, entendiéndolo como saludable para ti y tu proceso vital:

- Cimientos del respeto:
  - ☐ Me siento escuchada, entendida y acompañada.
  - ☐ Me escucha sin juicio.
  - ☐ Acepta nuestras diferencias de opinión.
  - ☐ Me comunica lo que siente de manera asertiva, es decir, no me grita, levanta la voz o me ignora cuando me enfado.

- Comunicación clara, amorosa y respetuosa:
  - ☐ Podemos conversar de manera calmada y sincera e incluso cuando algo le preocupa, sabe en-

frentarse a ello abriéndose emocionalmente, explicando qué sentimientos tiene y buscando una solución conjunta.

☐ Cuando algo no le gusta, es capaz de decírmelo sin degradarme o vulnerar mis opiniones.

☐ No emite juicios desagradables sobre mi cuerpo, aspecto físico, mi comida, mis amistades o mi entorno.

- Flexibilidad y adaptación:

☐ Cuando las cosas no salen como teníamos planeado, se puede flexibilizar y encontrar otras soluciones y no me impone su perspectiva de la situación.

☐ Los planes no tienen que ver solamente con mis necesidades emocionales o con las suyas, y mutuamente cedemos para encontrar espacios donde compartir lo que nos ocurre.

☐ Cada uno tiene su espacio personal e independiente además de la pareja y los planes conjuntos.

- Apreciación y gratitud:

☐ Cuando hace algo por mí, me alegro y se lo puedo agradecer.

☐ Me siento valorada y cuidada por el otro.

- ☐ Tengo en cuenta cómo el otro pueda sentirse antes de comunicarle algo.
- ☐ Le agradezco la compañía cuando está a mi lado y viceversa.

En definitiva, te trata como a un ser humano y te respeta. Mi objetivo no es idealizar este tipo de comportamientos como algo extraordinario, sino darte la realidad de las relaciones, y es que se necesita que existan unos mínimos para que tú puedas desarrollarte y crecer. Si no existe esto... simplemente te recuerdo que es lo básico, y sin eso es bastante improbable que los otros aspectos puedan existir siquiera.

Hubo otras dos situaciones que me hicieron reforzar que el amor no tiene por qué ser complejo, difícil ni tedioso. La segunda fue que nunca sabes si es ahí hasta que te vas. Estamos tan acostumbradas a vivir amores intensos que ocupan todo el espacio de nuestra mente que cuando, de repente, vivimos un amor tranquilo, puede que durante el proceso nos pueda sonar aburrido o incluso que no sea tan interesante como otras relaciones que hemos tenido, aunque estas nos hayan arrebatado cualquier ápice de calma. Sin embargo, una vez te vas de ese amor (y cuando digo que te vas, me refiero a que empiezas un proceso de duelo por la pérdida de esta relación que ya no va a ir a más), te das cuenta de todo lo que te ha aportado desde esa calma, quizá desconocida para ti hasta el momento, no podías verla o valorarla hasta que no la tienes lejos, hasta que puedes analizar que quizá ha sido de las primeras veces en las que has podido ser tú misma. Y también de las primeras en las cuales el amor no se ha llevado consigo esas flores que yacen dentro de ti.

En cuanto a esta historia, te reconozco que una vez comenzó la ruptura, me di cuenta de que en realidad era que esta vez había elegido a una persona que sí quería compartir su vida conmigo y yo con él, y que por otros motivos que no tienen que ver con el amor (o sí, por lo menos con el amor ajeno), se había tenido que acabar. Pero sí que fui consciente de que había sido mi lugar, mi espacio seguro. Sin embargo, y a diferencia de otras relaciones que había tenido en mi vida, cuando estas personas se iban o esas relaciones se acaban, yo me quedaba vacía por completo... Por eso creía firmemente que el día que conociera al amor de mi vida, esa relación nunca se iba a acabar, que bailaríamos un vals juntos por y para siempre, como tantas veces había leído en los libros y, sin embargo, cuando conocí al que hasta el día de hoy ha sido el amor más sano de mi vida, incluso yéndose, supe que nunca había de olvidarlo, porque me permitió conocerme a mí misma y tomar decisiones que iban a enraizadas a lo que realmente quería y sentía. Ha sido el amor de mi vida que más me ha hecho aprender sobre mí. Lo que pasa es que, quizá, para avanzar necesité cambiar de rumbo y, por tanto, de amor.

El último aprendizaje que llevo tatuado como si con tinta se tratase es: si no dejas que te vean, no te verán nunca. Cuando hablo de que te vean, no me refiero a una parte tuya física y tampoco a la vestimenta que llevas o aquello que te gusta enseñar a los demás. Me refiero a todo esto que estamos trabajando aquí juntas. A lo que nadie ve, a lo que duele, a lo que llevamos por dentro como si fuera un tesoro que no queremos que nadie descubra nunca por todo lo que pueda encontrar, ya sea bueno o no tanto. Es cierto que no podemos mostrarle esta parte a cualquier persona, es decir, no podemos o no deberíamos abrirnos a cualquiera sin un sentido. Sin embargo, si realmente queremos dejar atrás todo aquello que nos hicieron creer y hacerlo algo realmente nuestro, la única forma de conseguirlo es tirar la espada, quitarnos la coraza y enfrascarnos en esa guerra con todas las consecuencias.

De hecho, y volviendo a la historia que te narraba al principio, recuerdo perfectamente la primera conversación que tuvimos el día que empezamos a hablar. Me contestó a una historia de Instagram diciéndome algo tan simple y básico como «qué bonita la playa» y, sin embargo, tan eficaz para atraer mi atención e incluso hacerme dudar de si me apetecía o no contestar. Supongo que ya te habrás dado cuenta de que sí contesté, aunque no de la manera que piensas. Podría haber seguido con alguna contestación banal o haberme ido por las ramas, pero si algo he aprendido del amor (después de hacer todo este trabajo de desarrollo personal) es que la vida no se vive sola. Que a veces eres tú quien tiene que salir a buscarla. Y eso hice. Contesté de la forma más creativa y original que se me ocurrió en ese momento y eso dio lugar a una conversación que fue tan larga como un viaje en avión entre Fuerteventura y Barcelona (de hecho, estaba volviendo a mi casa de Barcelona después de haber pasado toda una semana viajando por las islas). Y sí, él me acompañó por esa red social durante todo el viaje. Yo ya me olía que esta historia, la del amor de mi vida, no hablaría solamente de playas, ni de olas, ni del tiempo que hacía. Yo ya me olía que esta vez la guionista, en este caso yo, involucraría absolutamente todo lo que llevaba en la maleta (incluso aquellas cosas que quizá ni siquiera les había contado nunca a nadie).

Y ahora cada vez que me subo a un avión, aún me pregunto si él también estará pensando en mí. Y aunque yo no voy a saber nunca la respuesta, tú aún puedes volver a esa fase inicial y mirarte de nuevo, pero no solo es importante mirar hacia adentro, sino hacer como yo y permitirte que el otro también lo vea. Que descubra todo lo que eres para que os podáis elegir. Desde un acto tan sincero y transparente como contestar a una historia, «qué bonita es la playa», para acabar hablando de lo mucho que asusta el mar si nunca has aprendido a nadar en él.

Quizá con todo lo que acabas de leer creas que todo esto fue fruto de un amor a primera vista del que tuve la suerte de poder formar parte. Sin embargo, en realidad vino gracias a un conjunto de coincidencias, experiencias personales y mucho trabajo, comunicación y empatía. Estos tres aprendizajes no llegaron de la noche a la mañana y tampoco tras una semana de pasión; llegaron con tiempo, cariño y un proceso no tan cómodo de por medio. Una relación se construye en conjunto y depende de diferentes variables, pero ¿cuáles son?, ¿qué determina si una relación será o no duradera?, ¿acaso hay respuestas que les funcionen a todo el mundo?, ¿de qué forma puedes distinguir si estás o estuviste enamorado? Vamos a desmenuzar todas estas cuestiones poco a poco.

Etapas de una relación

Cuando hablas con alguien a quien realmente acabas de conocer y, por tanto, no sabes cómo es en el fondo, te das cuenta de que es a ti a quien no conoces en absoluto. Me explico: cuando estás en esa primera fase en la cual idealizas a la persona que tienes delante, nos enamoramos de todo lo que nos gustaría que fuera sin tener en cuenta que estamos en un punto en el que no solamente es casi imposible ser objetivos, sino que, además, es una sensación que se acabará pasando. Parece fácil, pero a mí esto es algo que se me suele olvidar cuando me ilusiono; de hecho, tengo que hacer el sobreesfuerzo de recordarme que el amor tiene sus etapas y que no puedo pretender sentir todo a la misma intensidad porque eso solo me llevará al fracaso absoluto. No solo eso, sino que, haciendo autocrítica, reconozco que soy yo la que va de subidón en subidón buscando esa sensación de las primeras semanas con todo el mundo. No es agradable reconocerlo en voz alta, pero me lo permito porque entiendo que para que te veas a ti misma, a veces es fundamental comprender que no eres un bicho raro, que las cosas que te ocurren también le pasan al resto, y quizá así, a través de mis ojos, puedas encontrar respuestas a preguntas que nunca te habías llegado a plantear.

Para mí una relación es como construir una empresa y, aunque parezca una comparación fría y en muchos aspectos sean cosas incomparables, veo que tienen en común lo siguiente:

1. Están sujetas a un sistema que se sale de nuestro alcance como seres humanos; es decir, tanto la empresa como una relación se establecen dentro de una sociedad que, como hemos visto, tiene estereotipos, creencias y prejuicios que conforman la forma en la que ves el mundo. Esto influye en absolutamente todos los aspectos sobre los que quieres construirlas: desde el nombre que le das hasta el espacio que quieres que ocupe, valorando diferentes cuestiones sobre el terreno en el que se va a edificar o en qué sector deberíamos invertir o no. Evidentemente, en una persona no podemos elegir esto de una manera tan fría, ya que entonces seríamos robots y no seres sociales, pero sí es cierto que nuestro contexto influirá de una forma u otra en la manera en la que concebimos a la persona que tenemos delante. Si yo, Rocío, me he criado en un pueblo con valores familiares tradicionales y tú has crecido en una ciudad más abierta donde has visto pluralidad, es obvio que, aunque podamos tener puntos en común, vamos a tener ciertos desajustes a la hora de comprender el mundo o, por lo menos, esa sería una opción mucho más probable.

2. Es importante saber cuándo dejar de invertir en algo. Cuando construimos una empresa, y te lo digo con causa de conocimiento como mujer autónoma y sin muchos recursos económicos, es importante saber decir «hasta aquí». Saber cuándo algo no nos está saliendo rentable para dejar de dedicarle energía y recursos y poder poner todos nuestros esfuerzos en otra cosa que sí nos permita desarrollarnos. Sin embargo, con las personas no tenemos parámetros tan fijos para determinar cuándo esa relación nos impide crecer y cuándo no, pero sí que podemos aumentar nuestro autoconocimiento emocional y sobre la vida relacional para saber decir: esto ya no es lo que yo quería construir y realmente no me sale rentable. Cuando hablo de rentabilidad emocional, reitero que no me refiero a que consumamos al otro como una herramienta mecánica, sino a que percibamos qué es lo que sería fundamental para nosotras a la hora de construir un vínculo y ver si se está cumpliendo o no.

3. Tener disponibilidad para hacerlo crecer. Puedes tener muchísimas ganas de construir un proyecto que cambie vidas, pero si no puedes o no quieres invertir tiempo de calidad y recursos en él, no va a

salir adelante. Porque puedes tener la ilusión de contar con una página web diseñada, pero no conseguir ni un solo cliente. Pues con el amor pasa un poco lo mismo. Si quieres que los vínculos sobrevivan a esa ilusión por descubrir al otro, te arriesgas a que cuando se te pase esa fase, tu plantita no crezca, no porque no tenga la habilidad de hacerlo, sino porque nadie la está regando día a día y valorando si necesita algo más para desarrollarse.

Hay expertos que opinan que para que una empresa tenga rentabilidad, se necesitan al menos cinco largos años de crecimiento y, sobre todo, una estrategia planificada. Pero esto sí que no puede equipararse al amor de ninguna manera; más bien, en el amor ocurre al revés: al principio vivimos todo aquello que concuerda con lo que se supone que debería ser siempre, con esas mariposas, esa chispita que cuando se enciende, alumbra todo lo que hacía mucho que estaba apagado. Sin embargo, con el tiempo, esa llamita se convierte en lumbre y, aunque abarca más y hace que toda nuestra casa se sienta calentita, no arde tan fuerte y es ahí cuando muchas personas que comparan el amor con algo que tiene un tiempo específico y un desarrollo lineal fracasan. Fracasan en el pensamiento de creer que el amor es algo estático, controlable y medible de una manera lógica y estratégica cuando no es así. El amor se parece muchísimo a una empresa, pero jamás podrá funcionar como una, sobre todo porque en este caso no existe (o no debería existir) un dueño, rangos ni una retribución más allá del compartir el uno con el otro. Por eso quiero que juntas nos embarquemos en el paseo de reconocer qué es realmente el amor, el enamoramiento y todos los pasos que te llevan hasta la cima tan anhelada por la sociedad: una relación.

A veces me gustaría imaginarme que todo funciona tal y como nos explicaron en las películas y que el amor, aunque necesite trabajo, es una variable estándar de la cual todo es inamovible e inmutable, ya que eso les daría la seguridad a mis miedos de que alguien siempre me querrá al mismo nivel, intensidad y certeza, pero entonces... No solo estaría sujeta al autoengaño, sino que no podría crecer de manera adaptativa. Pero la verdad es que, aunque esto quede bonito por escrito y tenga cierto sentido, a nivel biológico no es así, porque en ese caso estaríamos funcionando de una forma diferente a lo que nuestro cerebro y nuestro cuerpo necesitan para sobrevivir. Que el amor pase por diferentes etapas (que te explicaré a continuación) es fundamental, porque nos ayuda a que podamos evolucionar emocionalmente en muchos aspectos. De hecho, a nivel biológico, estas etapas pueden estar vinculadas a cambios hormonales y neuroquímicos que acompañan la atracción, la formación del apego y la estabilidad emocional en las relaciones a largo plazo. Este cambio en la química cerebral puede ser parte del proceso natural que impulsa la evolución y el mantenimiento de las relaciones humanas. Pero como este tampoco es un libro de neurobiología, vamos a ir al grano: ¿qué fases son esas que nos ayudan a que el amor de nuestra vida deje de ser algo idealizado y se convierta en una relación con todas las letras? ¡Vamos allá!

Fases del amor

¿Te acuerdas cuando te preguntabas si estabas enamorada, dudabas o te planteabas si algún día lo estarías? Esto es algo muy común, sobre todo, en un mundo donde parece que tener pareja es lo único que completa nuestra vida. Puedes estar perfectamente satisfecha sin pareja, pero como seres interdependientes que somos, me parece útil que comprendas por qué fases podrías llegar a pasar cuando empiezas a crear un vínculo y así ponértelo más fácil.

Espero que, llegada a este punto, te hayas dado cuenta de que el amor es mucho más complejo de lo que pensabas hasta ahora, pero si por si acaso te quedan dudas, mi objetivo es reafirmarlo.

El amor es un proceso complejo que puede experimentarse de diferentes maneras y que puede variar según las personas y el tipo de relación que tengan. Sin embargo, al final nuestros cerebros siguen procesos similares que se han estudiado, y por eso yo y todas mis compañeras del ámbito psicosocial tenemos trabajo: porque a través de toda esta información hemos aprendido que todos los seres humanos tenemos formas muy similares de comprender la realidad.

Podríamos tirarnos horas debatiendo sobre esto, pero para ahorrarte tiempo te he resumido los diferentes enfoques que, según autores y autoras reconocidas, existen respecto a estas fases. De hecho, me encantaría haberlas creado y estudiado personalmente, pero la verdad es que el autor de lo que te voy a contar a continuación fue Robert J. Sternberg, quien definió tres componentes principales en el amor: intimidad, pasión y compromiso.[8] Estos pueden combinarse de diferentes maneras a lo largo del tiempo, lo que da lugar a diferentes fases o tipos de amor. Este señor, hace ya bastante años (esto es fundamental para entender que no se puede tomar nada de esto a rajatabla, ya que actualmente tendríamos en cuenta más conceptos), propuso lo siguiente:

- Intimidad: involucra la cercanía emocional, la conexión y el entendimiento mutuo entre dos personas. Durante esta fase, se desarrolla la confianza y la comunicación profunda, es decir, ese momentito en el cual de repente sientes esa chispita que no se te enciende con todo el mundo y conectas con el otro. Puede ser una experiencia abstracta, pero seguro que sabes a qué momento me refiero, e incluso puede que se te haya venido algún recuerdo o imagen a la cabeza porque es algo que se vive con especial cariño y anhelo.

- Pasión: en esta fase hay una atracción física y emocional intensa. Puede haber una fuerte química, deseo sexual y una gran cantidad de energía emocional orientada hacia la persona con la que estás compartiendo espacio. No siempre tiene que venir acompañada de sentimientos, pero sí tiene bastante que ver con la intimidad.

- Compromiso: implica el deseo y la decisión de mantener la relación a largo plazo. Aquí es cuando las parejas comprometidas trabajan en la construcción de un futuro juntos, establecen metas comunes y muestran dedicación y lealtad mutua. Vamos, el pilar fundamental que, según Sternberg, hace que pases de las chispitas y la conexión a algo más firme.

Estas fases pueden no ser lineales ni suceder necesariamente en un orden específico. Las relaciones pueden fluctuar entre ellas, a veces experimentando una mayor

intimidad, mientras que otras pueden estar más domina-
das por la pasión o el compromiso, porque las parejas no
somos unos Playmobil que vamos actuando de la misma
forma, y tampoco tenemos piezas similares, aunque sí nos
parezcamos.

La pasión es la más rápida de desarrollar, y la más
rápida que se desvanece. La intimidad se desarrolla más
lentamente, y el compromiso más gradualmente todavía.

ROBERT STERNBERG

A lo que se pretendía referir con esta afirmación no es
otra cosa que algo que habrás sentido en varias ocasiones:
lo primero que aparece en un vínculo son esas ganas de
compartir espacio íntimo con el otro y, sobre todo, ese
impulso de tenerlo cerca cada vez más, pero de repente,
al tiempo, esta sensación se va desvaneciendo para empezar a compartir experiencias y cuidados emocionales que
poco a poco te acercan a conocer a quien tienes delante y
con quien quieres construir una relación. Seguro que, llegado este punto, se te ha venido alguna experiencia o incluso alguna persona a la cabeza. Quédate con eso para
seguir leyendo. Al final, que te veas reflejada tanto tú
como tus experiencias es un signo de que estas han sido

significativas y, por tanto, te ayudará a comprender todo lo que veremos a lo largo del capítulo.

Yo también he experimentado esto en mis propias carnes, sobre todo en la relación que contaré en el capítulo «El vacío de tu vida». Ya abriremos el cajón de los recuerdos en esas páginas, ahora solo quería mencionarla para señalar la experiencia tan común y normal que es dejar de sentir una atracción y deseo sexual excesivos y de una manera tan intensa por la persona que amas profundamente y cómo eso no siempre significa el final del vínculo. La pasión es, como hemos podido observar, un elemento más, pero no el único que compone una relación. Aunque me parece fundamental que podamos detenernos a reflexionar sobre este tema y darle espacio.

¿Cuántas veces has sentido culpa por no tener esa pasión como requisito indispensable en cada etapa y fase de tu relación? ¿Cuántas veces has pensado que no eras suficiente o te han hecho sentir que no lo eras solo por no tener lo deseado por el otro o viceversa? ¿Cuántas veces nos hemos sentido no deseadas, no queridas, no validadas...? ¿Cuántas veces hemos hecho de la intimidad y la pasión un tabú, algo que, si se menciona, produce malestar interno y desemboca en un «no soy lo que el otro necesita»? En mi experiencia como educadora profesional me encuentro cientos de casos día a día en los que las personas (en un 98 por ciento de los casos, me atrevería a decir mujeres) llegan a las sesiones o al programa con la sensación de que no satisfacen a sus parejas o a ellas mismas y que llevan años en silencio conviviendo con todo esto sin poder expresarlo ni trabajarlo. Y es normal, porque hablar de las emociones, del cuerpo, del deseo y de ti misma es tabú en esta sociedad, que nos enseñó que calladitas estaríamos más guapas. Pero como tú y yo sabemos, la vida no se vive sola, así que vamos a trabajar en esto con cariño y autoconocimiento.

Para poder desarrollar una mayor autoconciencia y mejorar esta parte a nivel relacional, hacen falta lo que yo llamo las dos C: comunicación y conocimiento.[9]

La **comunicación** en una relación es esencial en todas las etapas, especialmente cuando se tratan temas tan íntimos como la pasión y la intimidad. Después de la fase inicial de enamoramiento, es común que la dinámica de la pareja cambie y la comunicación abierta se vuelve aún más crucial, así que no podemos dar por sentado cosas que «deberían ser» o «deberían ocurrir», porque acordémonos de la diferencia fundamental entre una empresa y el amor: la humanidad. A medida que la relación avanza, tanto tú como tu pareja podéis experimentar todo tipo de cambios, ya sea a nivel físico, emocional e incluso social. Si la vida no es estática, compartir la nuestra con el otro está claro que tampoco lo será y, por tanto, inevitablemente y aunque duela, dejaréis de ser la misma persona de la que os enamorasteis en un primer momento. Hablar sobre estos cambios es clave para mantener una conexión sólida y una comprensión mutua en la intimidad. No se trata de encontrar a una persona que sea igual que nosotras durante todo el espacio-tiempo que compartamos juntos, sino alguien a quien podamos comunicarle (y viceversa) todos y cada uno de los sentimientos y emociones que vayamos sintiendo a lo largo de las diferentes etapas de nuestra vida con la tranquilidad de que sabrá sostenerlo.

Pero volviendo a lo que comentaba respecto a la intimidad, quizá el deseo sexual o el cariño que yo necesito en el momento en el que me encuentro satisfecha respecto a mi autoestima, no es el mismo que otro en el cual acabe de ocurrir algún evento estresante en mi vida, ya que salen otras necesidades a flote. Y eso no solo es válido, sino que es muy importante no dejarlo pasar, ponerlo sobre la mesa y expresarlo. Una vez he podido expresar lo que siento en un espacio cómodo para encontrarme a nivel emocional con el otro, es importantísimo añadir también la imaginación y la creatividad. Es decir, ¿de qué manera podemos salir juntos de la rutina? ¿De qué forma diferente podemos conocernos con respecto a cómo nos conocemos ahora? Al final, como venimos trabajando, el amor y las relaciones sociales son experiencias donde influyen muchos factores y, por tanto, sacar a la luz estas cositas nos puede ayudar a que no solo vayamos por mejor camino, sino que también podamos recorrerlo de la mano de alguien a quien queremos.

¿Hacer todo esto con la primera C, la comunicación, hará que nunca te enfrentes a problemas en una relación? Rotundamente no, pero el objetivo es relacionarnos con personas que ya tengan las herramientas para solucionarlos o se propongan conseguirlas para abordar en equipo lo que vaya surgiendo. Y para eso, es fundamental irnos al paso uno: que el enamoramiento no nos ciegue ante lo evidente. Es importante poder responder a las siguientes preguntas:

- ¿Cómo reacciono yo cuando el otro me comunica sus necesidades? ¿Y viceversa?
- ¿Me siento validada emocionalmente y escuchada?

Si la respuesta es sí, es probable que se desarrolle la confianza. Para ello es importante sentirse segura y en un lugar donde puedas crecer. Muchas veces queremos desarrollar ciertos aspectos de nosotras mismas en un terreno donde, por mucho que nos gustaría, no se puede, y es ahí cuando entramos en diferentes conflictos tanto con nosotras mismas como con el resto. Se trata de que esto se pueda trabajar, pero que también sea sencillo. Te recuerdo que lo suyo es que seas la compañera de tu pareja, no su terapeuta.

En resumen, la comunicación sobre la pasión y la intimidad en pareja no solo ayuda a mantener viva la chispa en la relación, sino que también promueve una mayor comprensión, conexión emocional y satisfacción mutua siempre y cuando sea recíproca, respetuosa y acorde con vuestro momento vital. Así que confía en mí y comunícate antes de que el silencio os separe.

Ahora entraría en juego la segunda C: **el conocimiento**. No puede existir sin la comunicación y, aunque siempre vayan de la mano, tienen que trabajarse por separado. En este caso, yo siempre lo imagino como si fuera un viaje de dos viajeros: cada uno representa a un miembro de la pareja y el conocimiento es la herramienta que les permite entender no solo el camino que han recorrido juntos, sino también el terreno desconocido que explorarán en el futuro durante todas las etapas de la relación. En esta travesía, el conocimiento no solo es el mapa, sino también la capacidad de adaptarse a los cambios, aprender de los desvíos y celebrar los hitos alcanzados, todo mientras avanzan juntos hacia un destino compartido: una relación más profunda, significativa y sólida.

Comprender el amor desde esta forma no solamente nos da un sentido a la hora de relacionarnos de manera más exigente y buscar a una pareja que satisfaga el doscientos por ciento de nuestras necesidades emocionales, sino que nos ayuda y nos permite ser conscientes de qué necesitamos, a la vez que le quitamos al amor esa carga estática que parece que tiene el amor romántico capitalista que nos han inyectado en vena. El amor se mueve al tiempo que sus protagonistas, al compás de nuestras vidas, y es tremendamente injusto verlo como una línea que nunca cambiará de posición, sobre todo porque esto nos llevará a la decepción más profunda con el otro y con nosotras mismas. Si te permites ver el amor con todos estos matices, mejorará no solo tu comunicación sino tu flexibilidad con la posibilidad de que las cosas no salgan como tenías fijado en el marco de tu mente.

Esto que nos deja Sternberg nos aporta mucho y justo por eso te lo explico, pero también es fundamental que aprovechemos las herramientas e investigaciones actuales para comprender que llevar esta teoría a rajatabla sería un error, ya que no tiene solidez empírica (es decir, un número suficiente de estudios científicos que la demuestren) y tampoco tiene en cuenta otros tipos de amor diferentes al de pareja, aunque sí creo que puede ayudarte si lo entiendes como un marco general del que partir.

Otro modelo que me gusta más, ya que me resuena mucho con las experiencias de las personas a las que acompaño, fue el propuesto por Dorothy Tennov, quien describe las fases del amor de pareja en cinco etapas:

Atracción: En esta etapa hay un fuerte interés hacia otra persona. Puede estar impulsado por la atracción física, la personalidad, los intereses compartidos o ser simplemente una conexión inicial.[10]

Ejemplo: Ana conoció a Juan en una fiesta y se sintieron muy atraídos el uno por el otro al instante, porque descubrieron que compartían muchas experiencias. Además, hacía mucho tiempo que ambos no conectaban con nadie y hablaron toda la noche de temas sobre los que quizá hacía tiempo que no conversaban con nadie.

Aversión y/o ansiedad: En esta pueden surgir sentimientos de ansiedad o preocupación. Puede haber incertidumbre sobre los sentimientos de la otra persona o miedo al rechazo.

Ejemplo: Después de la fiesta, Ana comenzó a sentir ansiedad porque no estaba segura de si Juan estaba interesado en continuar la relación. Se preguntaba si sus sentimientos eran correspondidos y temía ser rechazada si expresaba sus emociones. Por otro lado, Juan tenía ansiedad respecto a si estaría preparado para afrontar un vínculo nuevo y no sabía de qué forma comunicarle sus sentimientos a Ana. Ambos estaban pasando su propio proceso personal vital.

Amor creciente: En esta etapa, se desarrolla una conexión emocional más profunda. Los sentimientos de afecto y apego comienzan a intensificarse.

Ejemplo: Poco a poco, Ana y Juan empezaron a pasar más tiempo juntos. Descubrieron una conexión emocional más allá de la atracción inicial. Compartieron historias personales, sus miedos, y esto les permitió abrirse. Ana pudo comunicar que, tras su última ruptura, su autoestima se había visto afectada y que se sentía insegura al conocer a personas nuevas. Él lo comprendió y le dio la seguridad que ella necesitaba para poder empezar una relación. Por otro lado, Juan le explicó su temor a construir un vínculo y su historia de vida, y gracias a haber mostrado su vulnerabilidad, se dieron lo que cada uno necesitaba para ir avanzando en su relación.

Reconocimiento del amor: En ella las personas se dan cuenta plenamente de que están enamoradas. Es un momento en el que se reconocen y aceptan el sentimiento de amor.

Ejemplo: Ana y Juan llegaron a un punto en el que ambos reconocieron que estaban profundamente enamorados el uno del otro. Hablaron sobre sus sentimientos y se comprometieron a seguir construyendo su relación juntos. En ese momento ya todo lo que habían trabajado hasta entonces se había asentado y ambos tenían sentimientos consolidados hacia el otro, así como planes de futuro estables.

Desilusión: Esta etapa puede involucrar la confrontación de desafíos en la relación. Pueden surgir problemas, diferencias o conflictos que desafían la estabilidad de la pareja.

Ejemplo: A medida que su relación avanzaba, Ana y Juan descubrieron diferencias a la hora de relacionarse con sus rutinas personales, cuadrar hábitos, y se plantearon si continuar la relación tenía sentido.

El modelo que te he planteado a través de la historia de Ana y Juan es algo que veo con frecuencia en mi trabajo y me parece un buen punto de referencia para que lo entiendas.

Sin embargo, hay otro que me llama la atención, ya que, aunque es similar, añade una fase que no suele tenerse en cuenta en otros: el final. Este lo creó un profesor de la Universidad de Texas y autor de diversos libros de psicología, llamado Mark Knapp, y básicamente describe los distintos estadios por los que suele pasar una relación, desde su inicio hasta su posible final. Estos ciclos reflejan la progresión típica que experimentan muchas parejas. Las divide en: iniciación, experimentación, intensificación, integración, consolidación y separación. Me gustaría que, esta vez, no fuera yo la que te explique en qué consiste cada una de ellas, sino que pudieras hacerlo tú a través de un ejercicio de escritura terapéutica que te voy a proponer. Y no, no hace falta que seas psicóloga para que lo hagas, solamente necesito que cojas un bolígrafo, confíes en tu creatividad y crees una película compuesta por escenas.

El objetivo de este ejercicio es que te salgas por un momento de la lectura y la vida racional y le des espacio a lo que tú concibes que pasa en cada etapa. Además de integrar este aprendizaje, los beneficios de hacer este ejercicio serán:

- Aumentar tu autoexploración emocional: al escribir sobre las diferentes etapas de una relación, podrías reflexionar sobre tus propias experiencias pasadas o presentes. Esto puede ayudarte a comprender mejor tus emociones, patrones de comportamiento y cómo te relacionas con los demás. Y no, no es necesario que todo lo que escribas tenga sentido, a veces, solo es necesario hacer.

- Procesamiento emocional: explorar las diferentes fases de una relación en un contexto creativo puede

permitirte procesar y manejar emociones relacionadas con parejas pasadas o actuales. Es una forma
de expresar y comprender sentimientos complejos de
una manera segura y constructiva. Y, sobre todo,
algo que se aleja de lo que haces en tu día a día, por
lo que te ayuda a salir de la rutina y transitar todo lo
que pasas por alto de normal.

- Te sentirás menos estresada: la escritura creativa
puede ser terapéutica, ya que proporciona una vía
para liberar el estrés y la ansiedad. Sumergirte en la
creación de una historia puede servir como una dis-
tracción positiva, estimulante y, sobre todo, relajan-
te. Aunque no lo creas, el estrés también se trabaja
de formas sutiles.

- Estimulación mental: ejercita la mente, fomenta la
creatividad, la imaginación y la capacidad de encontrar soluciones resultonas a situaciones complejas
(es decir, estimular el pensamiento lateral) y mejora
la flexibilidad mental.

¡Vamos a ello! Coge tu cuaderno y utiliza todo lo que
hemos trabajado para darle sentido e integrarlo.

UNA RELACIÓN EN SEIS ESCENAS, BASADO EN EL ENFOQUE DE MARK

Puedes jugar con los detalles, los diálogos y los sentimientos de los personajes para dar vida a cada fase de la relación.

Escena 1: «El encuentro»
Imagina un encuentro casual entre dos personajes en un lugar inesperado. Pueden ser dos extraños que se cruzan en una estación de tren, una cafetería o un parque. Describe cómo se conocen, qué les llama la atención el uno del otro y cómo surge esa primera chispa.

Escena 2: «Explorando la conexión»
Lleva a los personajes a una serie de encuentros más formales o citas. Detalla cómo empiezan a conocerse mejor, qué intereses comparten, qué momentos especiales viven juntos y cómo se siente esa conexión en desarrollo.

Escena 3: «La intensificación del vínculo»
Profundiza en cómo se intensifica la relación. Describe cómo los personajes comienzan a abrirse emocionalmente, a confiar más el uno en el otro y a establecer una conexión más profunda.

Escena 4: «La integración en la vida cotidiana»
Lleva a los personajes a un punto en el que sus vidas se entrelazan aún más. Pueden comenzar a presentarse mutuamente a sus amigos, conocer a la familia o incluso compartir un espacio físico.

Escena 5: «La consolidación del compromiso»
En esta escena enfócate en cómo los personajes consolidan su relación, puede ser mediante planes a largo plazo, sueños en común o decisiones que demuestren un compromiso más sólido.

Escena 6: «La separación o nuevo comienzo»
Finaliza la historia mostrando un cambio en la relación. Puede ser una ruptura, un distanciamiento, un cambio de dirección o incluso un nuevo comienzo para ambos personajes por separado.

Una vez hayas hecho el ejercicio, es fundamental que lo dejes reposar. Yo soy muy partidaria (como habrás podido comprobar) de hacer tangible todo lo que trabajamos a nivel emocional, es decir, integrar todos estos conceptos a través de ejercicios y dinámicas. Sin embargo, es importante dejar que respire. Con esto me refiero a que te tomes el tiempo que sea necesario para procesar todo lo que hemos trabajado antes de repetir este ejercicio o cualquiera de los que ya hayas hecho las veces que quieras. Este, más que un simple libro, es un lugar seguro al que me gustaría que pudieras volver siempre que no encuentres respuestas, siempre que no te encuentres. Pero para seguir profundizando en todo lo que sí eres ahora y en tus porqués, y volviendo al tema principal, ¿qué más fases se pueden tener en cuenta en el amor?

Pero aquí no acaba la cosa... Un sociólogo de Toronto, John Lee, quien dedicó toda su vida a estudiar la sexualidad y el amor además de a la defensa de los derechos humanos, propuso que hay diferentes formas en las que las personas experimentan y viven sus sentimientos de cara a una relación. Las divide en seis estilos diferentes, que te explicaré mientras te propongo otro ejercicio fácil de educación emocional que haremos juntas para explorar y llevar a la vida real todo esto que estamos trabajando.

Yo misma iré respondiendo contigo porque, como te dije, en este proceso te he cogido de la mano y somos una, así se te hará más fácil. Porque aunque a veces se sienta difícil, no eres la única que está pasando o ha pasado por un proceso en el que el corazón pesa un poquito más de la cuenta.

1. Eros: este estilo se basa en la pasión y el deseo físico. Es como sentir mariposas en el estómago al estar con alguien (muchos profesionales afirman que esta sensa-

ción está vinculada a un aumento de la ansiedad y el sistema de alerta en tu cuerpo). Por ejemplo, se da cuando una persona se siente extremadamente atraída físicamente por su pareja y la relación se centra mucho en la intimidad física.

Piensa en una película o historia donde la relación principal esté basada principalmente en la pasión física. Analiza cómo se desarrolla y qué consecuencias tiene este enfoque en la trama.

En la serie *Bridgerton*, la relación entre Daphne Bridgerton y Simon Basset está llena de pasión física. Esta atracción intensa lleva a una relación complicada en la que la falta de comunicación y la lucha por el poder generan conflictos. Aunque la pasión inicial es ardiente, la falta de honestidad y entendimiento trae repercusiones negativas a la relación, mostrando cómo la pura pasión no siempre garantiza la estabilidad emocional en una pareja.

2. Ludus: este amor es como un juego, más despreocupado y sin compromisos serios. Por ejemplo, una persona que disfruta de la emoción de coquetear y conocer a diferentes personas sin buscar una relación a largo plazo (vamos, lo que vendría siendo alguien que busca algo casual).

Reflexiona sobre tus propias interacciones amorosas. ¿Has experimentado relaciones más informales o «de jue-

go»? *¿Cómo se sintió esa dinámica en comparación con relaciones más comprometidas?*

En mi caso, he tenido experiencias más informales donde no había compromiso serio. Fue divertido en ciertos momentos, pero siendo honesta con la forma que tengo de vincularme con el resto, personalmente me faltó cierta profundidad emocional y me supo a poco. Aunque he de reconocer que gracias a estas experiencias sí he podido ver y conocer a personas con otras perspectivas y nutrirme de todo lo que podían aportarme. Siempre tendemos a vincular las relaciones sin compromiso a largo plazo con relaciones que carecen de responsabilidad emocional o cariño y, en mi caso, considero que esto bajo ningún concepto puede vivirse de esta forma, porque aunque yo no quiera ser tu pareja directamente sí tengo la responsabilidad de tratarte como un ser humano. Todos y todas tenemos la responsabilidad de cuidar al resto cuando intimamos de la forma en la que sea que hayamos coincidido, no es una opción negociable, o al menos, nunca debería serlo.

3. Storge: se relaciona con la amistad y la intimidad. Es el amor que se desarrolla lentamente con un amigo. Es decir, cuando una relación comienza como una amistad sólida y luego se convierte en algo más profundo.

Identifica una relación cercana que se haya forjado

desde una amistad. Analiza cómo la base de la amistad ha influido en la conexión emocional.

Mi relación con la persona de la que hablo al inicio del capítulo comenzó de una forma sencilla y a través de compartir diferentes cosas que teníamos en común, y esta base de confianza y comprensión mutua en su momento compensó nuestra conexión emocional. Nos sentimos cómodos siendo nosotros mismos, lo que creó un vínculo que ha sido de los más especiales que he tenido la oportunidad de vivir.

4. Pragma: este estilo es más práctico y se centra en encontrar cualidades específicas en una pareja. Por ejemplo, una persona que busca un compañero que cumpla con ciertas expectativas y requisitos específicos.

Haz una lista de características o cualidades que considerarías importantes en una pareja. Reflexiona sobre cómo estas influirían en tu relación y si has experimentado este enfoque en relaciones pasadas.

MI LISTA	TU LISTA
• Honestidad: que me sea claro con sus necesidades, emociones y prioridades.	

• Empatía y respeto: que pueda comprender y sostener mis emociones cuando ocurre algo y que entienda mi perspectiva a pesar de tener opiniones diferentes.	
• Compatibilidad: que tengamos estilos de vida similares y podamos darle espacio a las mismas metas y objetivos.	
• Comunicación efectiva: poder abrir un diálogo con transparencia ante los conflictos para generar un ambiente seguro.	
• Compromiso: inversión de tiempo y esfuerzo.	
• Independencia económica y social: que cada uno podamos tener nuestras perspectivas vitales y nuestras necesidades económicas y sociales cubiertas por separado, aunque decidamos compartir espacios o entornos juntos.	

5. Manía: caracterizado por la posesión y la intensidad emocional. Por ejemplo, cuando alguien se vuelve muy celoso o controlador en una relación debido a la inseguridad o al miedo a perder a su pareja.

Reflexiona sobre experiencias donde la intensidad emocional o los celos hayan tenido un papel importante. ¿Cómo afectaron esas emociones a la relación y a ti misma?

En el capítulo uno, cuando te explicaba cómo en ese amor, que además de ser el primero traía mucha inexperiencia, hubo momentos en los que la posesividad y la incapacidad de gestionar la relación de forma saludable dieron lugar a un ambiente ambivalente e inestable que me hacía estar en alerta, insegura, con miedo y, sobre todo, tener la sensación constante de que algo no iba bien.

6. Ágape: se trata de un amor altruista y desinteresado que se preocupa por el bienestar del otro. Por ejemplo, cuando alguien está dispuesto a hacer sacrificios por su pareja sin esperar nada a cambio.

Piensa en acciones de amor desinteresado que hayas presenciado o realizado. Analiza cómo este tipo de amor puede influir en las relaciones.

Recuerdo que mi abuela siempre lo ha dado todo por su familia sin pedir absolutamente nada a cambio, que se ha desvivido por darme todo lo que nunca habría podido tener de otra forma. Nunca olvidaré la manera en la que ha convertido cada noche vacía en una con sentido a través de una simple caricia, y que siempre me llama cada noche con el único objetivo de oírme sonreír. Para mí, ese es el amor más desinteresado, bonito y puro que he sentido y considero que esto puede influir a la hora de construir relaciones desde la naturalidad y un amor que nos permita vivir la vida acompañados del otro.

Después de hacer este ejercicio, está claro que no te convalidarán Psicología o algo similar, pero lo que sí te habrás permitido es pasar un rato contigo misma, indagando y cuidándote, además de seguir aprendiendo de una forma diferente. Y no hay nada que pueda causarme más ternura que esto. Sin embargo, la realidad es que esto que hemos estado viendo son solo modelos que ojalá sepas utilizar para darle cordura a todo lo que se te mueve por dentro cuando tienes delante esta ilusión romántica.

Confieso que me gustaría indagar algo más, darle aún más sentido a este puzle que hemos empezado a construir juntas: ¿qué diferencia el amor del enamoramiento?

Diferencias entre amor y enamoramiento

Distinguir entre amor y enamoramiento es esencial porque representan experiencias emocionales distintas. El enamoramiento suele ser una etapa inicial, intensa y emocionante marcada por la pasión y la idealización de la otra persona. En cambio, el amor implica una conexión más profunda y estable basada en la intimidad, la confianza y la aceptación de nuestra pareja con sus virtudes y defectos. Sería como después de haber pasado las diferentes fases que veíamos antes. Reconocer esta diferencia ayuda a gestionar expectativas realistas y a comprender las diversas etapas emocionales que pueden surgir en una relación a lo largo del tiempo. Lo malo, es que actualmente no existen estudios que evalúen específicamente a las personas recién enamoradas y los cambios que se producen a nivel cognitivo. Los más cercanos tratan acerca de cómo los estados de ánimo positivos afectan al desempeño de tareas relacionadas con la función ejecutiva, es decir, que el enamoramiento puede influir en la forma en que pensamos y tomamos decisiones. Imagina que cuando estás muy feliz, tu mente trabaja de manera diferente.[11] Bien, pues estos estudios analizan la conexión entre cómo sentirse bien puede afectar la manera en que realizamos tareas que requieren planificación, toma de decisiones o concentración. Entonces, si estás enamorada, ¿cómo podría eso cambiar la forma en que tomas decisiones en tu vida diaria?

En 2017, en el estudio «Neuropsicología del enamoramiento: efectos sobre el control cognitivo y la memoria», se concluyó que cuando estás enamorada, te ocurren una serie de cosas a nivel mental que dan sentido a que esta sea una etapa en que es mejor no tomar ciertas decisiones.

Ante el chute hormonal del enamoramiento, normalmente no podemos enfrentarnos al mundo de la misma forma en la que lo haríamos cualquier mañana aleatoria del resto de nuestra vida, ya que es bastante (muy) probable que nuestras decisiones no sean racionales. Y ahora te preguntarás: ¿qué tiene eso de malo? Y mi respuesta es tan sincera como directa: no es malo, pero tampoco bueno; en realidad, es arriesgado. Así que mi consejo es que te lo tomes con calma y no lleves a cabo esa primera gran idea que se te viene a la cabeza cuando te acabas de enamorar. Solo te digo que recordar esto puede ahorrarte más de un disgusto a largo plazo.

Con esto no quiero decirte que no te dejes llevar o que te inhibas a sentir todas las emociones intensas que te regalará esta fase durante el periodo que te acompañe, todo lo contrario: vívelo y disfruta de la magia de dormir cuatro horas y levantarte fresca como una lechuga, ya que pasaste la noche al lado de tu segregador de hormonas personal, pero... simplemente ten en cuenta que la información que recibes de esa persona, por muy real que tú la veas, no lo es tanto.

Ahora, después de leer esto, puede que yo sea tu aguafiestas favorita, pero te ayudará saber que esta transición es temporal y que algún día volverás a estas líneas y entenderás perfectamente de qué te estoy hablando. Por ejemplo, ¿te acuerdas de cuando conociste a esa persona y el mero hecho de que no te contestase rápido ya te generaba un malestar excesivo? Pues eso, amiga, también es culpa de este proceso, ya que también intensifica las emociones desagradables, dando lugar a periodos que, si lo comparamos con las drogas, llamaríamos «abstinencia».

Pero yo no he venido a este baile solamente a culpar a tu enamoramiento de todas las *red flags* que no viste, porque si algo tengo claro es que esta fase no inhibe tu capacidad reactiva general y, aunque nos gustaría culparla de todo y así evadir nuestra parte de responsabilidad, no podemos. Sí, te desajusta un poquito, pero puedes seguir gestionándote a ti misma.

Ahora que ya hemos hecho un buen desglose de lo que sí es el enamoramiento y de qué forma te acompaña, es un buen momento para introducir el concepto de «limerencia».

¿Recuerdas a la autora que te comentaba en el segundo modelo del subapartado anterior, Dorothy Tennov? Probablemente no, pero te lo recuerdo para explicarte que fue ella la que describió por primera vez este término, que viene siendo lo que conocemos como esa fase de las mariposias, ese enamoramiento inicial.

Dice que la limerencia es un estado emocional intenso y obsesivo caracterizado por un deseo romántico o una atracción extrema hacia otra persona. Y como sabes que me gusta que podamos ver todo esto aplicado a lo que vivimos hoy en día, quiero ponerte un ejemplo: la idealización a los *influencers*. Imagina a alguien que sigue a una persona en redes sociales, se siente atraída por su apariencia, personalidad o estilo de vida y comienza a idealizarla sin conocerla en profundidad. Esta persona puede pasarse horas pensando en la otra, revisando constantemente sus publicaciones, imaginando escenarios románticos e idealizando una relación perfecta, incluso sin haber interactuado cara a cara. En este caso que puede que incluso hayas llegado a vivir, la limerencia se desarrolla en un entorno digital, donde las interacciones se limitan a *likes*, comentarios o conversaciones superficiales en línea, lo que no quita que te proporcione una gran intensidad emocional. Esta se basa en la construcción de una imagen idealizada de la persona a partir de lo que comparte en sus perfiles, lo que puede generar una fuerte necesidad de ser correspondido en el afecto a pesar de que la conexión real sea limitada o inexistente. Pues esto puede ocurrir de una manera similar en la vida cotidiana, aunque con diferentes matices.

Pongámonos en la situación de que, por lo que sea, hemos entrado en un estado similar a la limerencia (recuerdo que esto no es un diagnóstico, sino un estado emocional) y te preguntas si en sí mismo es algo negativo. La respuesta es que lo que sientes no es negativo ni positivo, simplemente es, por lo que es fundamental sentirlo, abordarlo y colocarlo en el sitio que le corresponda.

El enamoramiento, probablemente, es uno de los causantes de que te sientas así. Sin embargo, hay otros factores que también te estarían influyendo, como la idealización, la necesidad de conectar emocionalmente, tus experiencias previas (respecto a tu historia personal con otras parejas), tu autoestima o autoconcepto. Pero no pasa nada: no estás en peligro, o por lo menos no en uno inminente. De hecho, he creado una guía básica a la que puedes recurrir en una situación así:

GUÍA BÁSICA SI ERES MÁS ENAMORAMIENTO QUE SER RACIONAL

---

1. *Reconoce tus emociones*

Acepta lo que sientes y comprende que la limerencia puede ser una experiencia poderosa pero temporal. Reconocer tus sentimientos es el primer paso para poder manejarlos.

Si te cuesta ponerles nombre a tus emociones, puedes intentar darles forma, color, sentirlas en el cuerpo. Te recuerdo que es fundamental volver a ti cuando todo se nubla, ya que al final la tendencia que tenemos como sociedad siempre es de mirar hacia el otro, de colocarnos y regularnos según lo que los demás nos brindan, pero reconocer nuestras emociones nos da la posibilidad de darles su espacio y dejarlas ser.

Además, es importante que reconozcas que a veces no es tan importante que intentes ser tu propia psicóloga y comprendas todos y cada uno de los factores que influyen en el punto en el que estás, sino que seas tu propia amiga, te escuches y te valides. Confía en tus emociones y en cómo te hacen sentir ciertas situaciones o comportamientos. Si algo no se siente bien, es probable que estés identificando un límite que necesitas establecer.

Sobre todo, en la fase inicial del enamoramiento es probable que las sientas una forma intensa y desproporcionada en comparación con otros momentos vitales, por lo que esto es un motivo de peso lo suficientemente grande como para que tomes conciencia de ellas, las valides y te permitas saber qué quieren decirte. ¿Estás alegre, triste, contenta, asustada? Ponle nombre.

2. Establece límites

Reducir el contacto con la persona que despierta esa limerencia puede ayudar a disminuir la intensidad de tus emociones. Trata de limitar las interacciones o exposiciones que alimenten esos sentimientos, pero con esto no quiero decir que lo saques de tu vida de un día para otro sin responsabilidad afectiva, sino que identifiques qué necesitas y puedas darle una vuelta. Es importante que intentes ser clara y directa con lo que estás dispuesta a aceptar o no. A veces, hacerse cargo de tus necesidades implica poner tu bienestar primero y decir no a esas cosas que sientes que no están alineadas a tus emociones y, en consecuencia, tu cuerpo te está diciendo. Esto es especialmente importante si identificamos banderas rojas en la relación, ya que durante la fase del enamoramiento solemos ignorarlas como si llevásemos una venda en los ojos.

3. Establece consecuencias y consistencia

Si tus límites no son respetados, comunica las consecuencias. Esto puede ayudar a reforzarlos y a mantener un ambiente en el que te sientas más cómoda. Practica el mantener tus límites de manera consistente. Esto ayuda a establecer expectativas claras sobre lo que estás dispuesta a aceptar y a mantenerte firme. En muchas ocasiones, tendemos a quejarnos de lo que el otro nos hace cuando, en el fondo, lo nos duele es todo lo que le estamos permitiendo cuando va en contra de lo que sentimos, de nuestros valores o necesidades. Y ahora es cuando surge la eterna pregunta: ¿cómo puedo poner en práctica todo esto que a nivel teórico ya sé? La respuesta es más sencilla de lo que me gustaría, pero quizá también es más difícil de llevar a cabo de lo que te gustaría a ti y es, de nuevo, hacer un ejercicio de autoescucha y autoconsciencia contigo misma y con lo que necesitas. Sé que es muy fácil decirlo, pero soy consciente de lo complicado que es ponerse manos a la obra. Para ello, pasa al siguiente punto.

4. Sé realista sobre la relación

Analiza de manera realista la situación. A veces, la idealización puede distorsionar la percepción de la realidad en una relación. Y ahora me dirás: «Pero ¿cómo voy a ser realista si tú misma me acabas de explicar todos los motivos por los cuales en el enamoramiento no puedo serlo?». Aquí entraría en juego todo lo que tanto tú como tu entorno conocéis de ti: busca apoyo emocional y, sobre todo, escucha a las personas que te quieren. A veces no nos darán la respuesta que queremos, la que necesitamos o incluso alguna que tenga sentido, pero nos acompañarán en el proceso desde un lugar diferente. Por otro lado, te propongo escribir una carta a tu yo del futuro en tu cuaderno de trabajo.

CARTA A TU YO FUTURO

Siéntate en un lugar tranquilo y escribe una carta a tu yo futuro, digamos, dentro de un año o dos.

Describe tu relación idealizada (si no la tienes, cualquier situación que estés viviendo): cómo la ves actualmente, todas las expectativas idealizadas, las cualidades perfectas que le atribuyes a tu pareja y cómo te hace sentir esa visión poco realista.

Luego, reflexiona sobre la realidad de tu relación. Sé honesta contigo misma sobre las situaciones cotidianas, las diferencias, los desafíos y los aspectos que no coinciden con esa visión idealizada.

Pregunta a tu yo futuro. Por ejemplo: ¿cómo te sientes ahora? ¿Cómo ha evolucionado tu percepción de la relación? ¿Qué has aprendido?

Sella la carta: una vez completada, guárdala en un lugar seguro y prométete a ti misma leerla más adelante (por ejemplo, en seis meses o un año). De hecho, te animo a que programes un recordatorio en Google Calendar para que te salte la notificación cuando tú quieras y puedas sorprenderte a ti misma.

Este ejercicio te permite reflexionar sobre tu relación desde dos perspectivas: la idealizada y la realista.

Al escribir a tu yo futuro, te das la oportunidad de evaluar cómo ha cambiado tu percepción a lo largo del tiempo y te ayuda a mantener una visión más objetiva y equilibrada de tu relación.

Así que, con todo esto, estoy segura de que este proceso no va a pesar tanto, que ni el enamoramiento ni la limerencia van a poder descolocar todo lo que tienes dentro de ti ni te van a alejar de la vida que estás construyendo. Recuerda que la limerencia es una experiencia emocional intensa pero temporal. Con el tiempo y utilizando estrategias adecuadas, es posible manejar y superar estos sentimientos y construir una relación saludable contigo y con las personas con las que te relaciones.

El final de la relación como parte del amor

Volviendo a la historia de todo lo que nunca le he contado a nadie, ahora llega la parte más fea, la que me dio la fuerza y la inspiración para escribir todo lo que lees hoy: la despedida que también me enseñó lo que SÍ era el amor.

Lo recuerdo como si fuera hoy y, de hecho, entre lágrimas, te confieso que creo que es uno de esos momentos que nunca querría olvidar. Nos recuerdo ahí, a los dos, juntos, siendo todo lo que nos había traído hasta ese instante y con el mismo cariño y cuidado que el primer día que cruzamos la mirada y, al mismo tiempo, estábamos rotos en pedazos por el miedo a los siguientes pasos que daríamos separados. Me asustaba muchísimo estar equivocada, irme de una casa y haberme dejado la llave dentro; me daba pánico la idea de pensar que quizá, al salir por esa puerta, nunca podría volver a entrar y que con mi marcha no solo estaría cerrando cientos de habitaciones repletas de recuerdos, sino dejando abiertos miles de «quizás» que, juntos, habríamos hecho parte de nuestra historia. ¿Sabes esa sensación dejarte caer hacia atrás con la confianza de que habrá alguien para sujetarte? Sentía exactamente lo mismo, con la diferencia de que, esta vez, tenía que tirarme sabiendo a ciencia cierta que no habría nadie para sostener el peso de todo lo que caería conmigo, aunque te reconozco que no había nada que deseara más en ese momento.

Aun así, me armé de fuerza y, tras varios intentos de autoconvencernos de que el amor esta vez sí podría con todas las circunstancias que aplastaban nuestras expectativas, pronuncié esas palabras... Una frase tan corta como dolorosa: «Te quiero, pero no puedo más». No podía seguir sosteniendo el peso de tantos meses construyendo nuestra casa si ahora nos faltaba lo más importante para poder seguir adelante: los ladrillos, el cemento que uniera el resto de las piezas que vendrían después.

Tras pronunciar estas palabras, vinieron horas que llevo grabadas en mi memoria como si de mi canción favorita se tratara, aunque a diferencia de esta, cada vez que las recuerdo en voz alta, me rompo. Horas durante las que pude ser más yo que nunca, donde la vulnerabilidad decidió abrazarnos y permitirnos despedirnos de la forma más cariñosa y sincera que he conocido. Fue así como comenzó el inicio del final de la historia que cualquiera hubiera encasillado en cualquier otro capítulo y que yo, terca de mí, decidí llamar «el amor de mi vida». ¿Por qué? Porque fue el primero que sentí y, aunque tuviera un fin, me enseñó que el amor no necesita de temporalidades infinitas ni de historias con finales de cuento, sino una sola cosa: vivirlo en el momento presente y, por supuesto, digerirlo *a posteriori*. El amor de tu vida será ese que te enseñe que en realidad no duele, aunque rompa dejarlo ir. En mi caso, afirmo que, aunque en el momento no fuera capaz de verlo, esta historia me dio la oportunidad de vivir tantos amores en mi vida como momentos vitales quiera vivir, porque incluso con dolor... el amor no desgarra, no apaga, no humilla, no sangra.

Cuando quieres a una persona bien, es fundamental

querer acabar la historia con el mismo cuidado con el que la empiezas y esto, en contra de lo que podría pensarse, es una forma más de demostrar amor, a pesar de que sea uno de los retos más complicados que se te pueden presentar, ya que, al final, soltar implica perder el control y convivir con la incertidumbre como compañera de viaje. Reconozco que la mía, a día de hoy, me sigue preguntando si llegará el 14 de febrero y aparecerá por la puerta para pedirme la oportunidad de volver a reconocernos en las pupilas del otro. Aún se pregunta si algún día volveré a escuchar aquella canción sin que los ojos se nublen o si las calles de Madrid dejarán de llevar su nombre. Ojalá tuviera la respuesta que necesita, ojalá pudiera explicarle todo lo que queda por sentir y vivir, pero el duelo (y la vida) no es otra cosa que aprender a ser todo lo que no pudiste ser y sanar por dentro todo lo que los finales dejan abierto. Para ayudarme a mí misma en este proceso, decidí convertir las horas en papeles en blanco escritos a puño y letra con lágrimas de fondo, decidí alejarme físicamente de todo lo que quería cerca y empezar a escribir la historia a la que tanto miedo me daba enfrentarme.

Me encantaría que este fuera el relato *mainstream* que te cuenta que el final solo es parte del inicio de cualquier otra historia. Sin embargo, no es nada más y nada menos que eso, un simple final, por mucho que te haya marcado o cambiado la vida. Forma parte de la propia historia y, de hecho, lo que hace que no podamos digerir los finales es el rechazo que sentimos por ellos, y es normal, porque a nuestro cerebro no le gusta enfrentarse al sufrimiento, así que tratará de evitar que eso ocurra a toda costa. Te recuerdo que somos seres humanos, animales, y que por muy racionales que seamos, no dejamos de tener un funcionamiento cerebral similar que busca y opta por la supervivencia, y el dolor... instintivamente nos aleja de las experiencias placenteras y de desarrollo. Es por eso por lo que siempre buscamos volver a eso que en algún momento nos ha hecho bien, pero... ¿a costa de qué o de quién? Cuando tomamos la decisión de mantener un vínculo a pesar de todo, ese «todo» nunca podrá incluirte a ti.

Es normal que te sientas asustada y tengas miedo a darle la bienvenida a todo lo que ahora te está moviendo por dentro. Dejar ir y soltar implica reconocerte como humana, vulnerable y, sobre todo, reconocer el vacío para darle la vuelta. Pero de este hablaremos en el siguiente capítulo.

Hay veces en las que una está rota y, sin embargo, quiere seguir, superar, salir adelante a toda costa, pero otras no toca avanzar, no toca salir a la calle y darlo todo, no toca bailar, no toca reír, solo es momento de coger todos tus pedazos, mirarlos y mimarlos como si de un recién nacido se tratase. Solo toca (re)vivir la esperanza a base de autocuidado y con la certeza de que esta ola también pasará, aunque ahora no sepamos verlo. Por este motivo, siempre que acompaño a otras personas, repito lo siguiente: «Nunca busques soluciones para que la ola (el problema) sea menos alta, menos brava, más dócil; busca sostenerte a ti misma en la cresta, coge la tabla y agárrate a ella lo más fuerte que puedas, porque nunca vas a poder cambiar la intensidad de la ola, pero sí aprenderás poco a poco a surfearla mejor».

¿CÓMO PUEDES CUIDARTE SI NECESITAS FRENAR EN UNA DESPEDIDA QUE DUELE MUCHO?

20 planes para autorregularte emocionalmente:

---

1. Empieza un diario emocional: escribe todos los días tres emociones con las que te sientas más identificada y reflexiona acerca de su función. Por ejemplo: Hoy me siento triste por ____ y considero que como me siento tiene sentido por ____. (Puedes apoyarte en el anexo de la función de las emociones).

2. Colorea un libro de mandalas en dos colores que te gusten.

3. Permítete escribir todo lo que sientes sin filtro en una hoja y guárdalo para, al revisarlo, darte una respuesta alternativa.

4. Si te está costando expresar tus emociones, reflexiona sobre ellas, cuándo han sido las últimas veces que sí te permitiste sentirlas y qué hiciste para poder soltar. Por ejemplo, con un profesional, con un amigo, con una canción específica que te recuerda a un momento concreto...

5. Haz dos respiraciones profundas e intenta prestar atención a cómo es el aire que entra y sale de tu nariz.

6. Date un baño de agua caliente y ambiéntalo como le hubiera gustado a tu yo de la infancia. Permítete conectar con esa inocencia y ponte tu lista de Disney (o cualquier otro recuerdo vinculado a la infancia que tengas) para cuidar tu yo más íntimo y pequeño.

7. Grábate un audio soltando y expresando todas las cosas que sientas en este momento y permítete hablarlo contigo misma una vez, pero después oblígate a hacer alguna actividad que incluya movimiento físico. (Tu cerebro necesita soltar, pero somos animales y el movimiento nos regula).

8. Haz una limpieza profunda de tu entorno y tira todo aquello que ya no uses (sí, todo lo que te queda pequeño y aún guardas en el armario por si adelgazas o viceversa, y también esos recuerdos que hoy en día no te apetece seguir sosteniendo).

9. Crea tu propio *vision board* con imágenes y ponlo en un sitio donde puedas verlo. ¿Cómo te ves de aquí a cinco años? ¿Qué personas te gustaría que no faltaran? ¿Cuál es tu sueño? ¿Qué es lo que te emociona? ¿Cómo puedes

conseguirlo? Si necesitas más ideas, puedes buscar en Pinterest y crear uno a tu gusto.

10. Sal a un parque que nunca hayas visitado y date un paseo él apuntando todo lo que ves nuevo: ¿cómo son los árboles? ¿Qué color tienen sus hojas? ¿Cómo son las relaciones sociales que ves a tu alrededor? ¿Qué detalles puedes observar con atención plena que antes no? Intenta no utilizar tu teléfono y descubrir lo que la vida te pone delante.

11. Llama a una persona que quieras mucho. Puedes que pienses: «¿Cómo hablar con otro me puede autorregular?». Y la pregunta que te hago yo es: ¿cómo no iba a hacerlo? Todos somos seres sociales y nos necesitamos los unos a los otros, por mucho que ahora se nos vendan cada vez más discursos egocentristas.

12. Aprende algo nuevo: redirigir la atención es una de las mejores estrategias para poder cambiar el foco y transitar lo que está ocurriendo.

13. Con los ojos cerrados, dibuja líneas, formas o figuras en una hoja de papel. Este ejercicio fomenta la libertad creativa y te conecta más con tus sensaciones internas.

14. Crea una tarjeta con una afirmación positiva que necesites recordar: decórala con colores y símbolos que refuercen esa afirmación y colócala en un lugar donde puedas verla a menudo. No se trata de llenar tu casa de pósits sin sentido, sino de frenar en seco y visualizar eso que tanto anhelamos en el otro, de proporcionarnos calma.

15. Tarro de la gratitud: Pasamos toda la vida quejándonos (y esto, hasta cierto punto puede ser adaptativo y productivo ya que nos ayuda a poder encontrar soluciones y opciones mejores a las que tenemos actualmente). Sin embargo, es fundamental también poder recordarnos todo aquello que sí estamos haciendo bien. A veces, es útil para poder hacer un ejercicio de conexión con el presente ir metiendo en un botecito (que te tomes el tiempo de decorar y pintar a tu gusto, pasando un ratito contigo misma) todas aquellas cosas de las cuales te sientes agradecida hoy. Te puede ser útil responder a estas preguntas: ¿qué se me da bien, desde cuando y por qué? ¿Qué personas me han enseñado valores que a día de hoy son importantes para mi? ¿Qué es lo que me permite hacer mi cuerpo todos los días? ¿Qué cosa es algo que me ha costado conseguir y finalmente sí hice? Una vez uno todos estos papelitos dentro de mi tarro, puedo volver a él siempre que necesite recordarme todo aquello que no siempre es tan fácil.

16. Pon música que te haga sentir bien y libera tus emociones a través del movimiento. La danza puede ser una forma poderosa de liberar tensiones. Conecta con la inocencia de tu niña interior, recuerda cuando eras pequeña y el mundo se paraba al escuchar tu canción favorita. No hace falta que lo hagas en un espacio público, puede ser en tu habitación.

17. Créate un mapa o lista visual de recursos: piensa en personas, lugares, actividades o cosas que te brinden consuelo o apoyo emocional. Puedes organizarlos en secciones o categorías para facilitar su comprensión. Cuando te sientas abrumada por la pena, recurre a este mapa como si fuera una guía e identifica qué recurso podría ser más útil en ese momento para encontrar consuelo.

18. Haz un *vision board* de hacia dónde quieres ir: coge recortes de revistas o periódicos antiguos que tengas por casa y construye tu objetivo, pero fomentando la creatividad con todo lo que tengas alrededor. Te ayudará a cambiar el foco y, sobre todo, utilizar los recursos que ya tienes adquiridos, así como a conectar con tu cuerpo a través de las manualidades.

19. Haz el ejercicio de la silla vacía: si te sientes sobrecargada y nada de esto te funciona, coge una silla vacía e imagina que en ella se encuentra la persona que estás intentando dejar ir. Exprésale todo lo que sientas, lo bueno y lo malo, y haz de ese espacio un lugar de desahogo.

20. Comienza a escribir la historia de tu vida con un aprendizaje por etapa vital. Coge tu cuaderno y escribe sobre ti, incluyendo a todas las personas que han sido significativas en este proceso vital. Tu vida es tuya y merece ser recordada, sentida y, sobre todo, que te permitas acceder a ella.

El fin de una relación, del tipo que sea, no solo responde a todo el amor que ha habido, sino también a todo lo que has sido hasta llegar aquí. Todo lo que duele es porque se vivió, se sintió y aportó. El dolor tras el amor de tu vida no indica que haya fracasado, sino que ha sido todo un éxito porque realmente existió y te permitió vivir una historia tan bonita que, al recordarla, es normal que aún te emociones. A mí, de hecho, me sigue ocurriendo. A veces la ola me inunda de nostalgia, miedos e incertidumbre y me gustaría volver atrás, pero es ahí cuando recuerdo que esto no es un naufragio, sino un cambio de escena, un cambio de un barco a otro en busca de uno que sí me permita nadar en calma.

Aunque ahora no seas capaz de verlo, aunque el mundo te pese, aunque la despedida te haya convencido de que no eres suficiente y de que el mundo no volverá a sonreírte de nuevo, si algo puedo asegurarte es que la vida no se detiene, a no ser que un día tu corazón deje de latir, aunque tú no le estés prestando atención en este momento. Estás aquí, ahora, viva, e incluso con la tristeza que provoca la pérdida, te mereces ser consciente de ello.

Tengo la suerte de estar aquí para recordarte que tendrás tantos amores en la vida como tú misma elijas, siempre y cuando estés dispuesta a ponerte a ti como eje principal. El miedo no desaparecerá por completo, pero cuando aparezca. sabrás escucharlo, entenderlo y darle el espacio que se merece. Es cierto que tampoco puedo asegurarte de que no volverás a sentir tristeza, ya que seguirá viniendo con cada despedida, pero siempre que lo haga tendrás recursos para volver a conectar con ella, contigo y mirar hacia dentro para elegir la puerta nueva que quieras abrir.

La vida, las despedidas y, sobre todo, las etapas que cierras te harán entender todo lo que fuiste y eres, y te llevarán a ese lugar donde el vacío se irá llenando de recuerdos, amores que sí sabrán quedarse e irse con cariño. Esto te ayudará a entender por qué la vida, como te he repetido en varias ocasiones en este capítulo, no se vive sola. Porque tú eres el amor de tu vida, no el único, pero sí el principal.

Sin embargo, para llegar a comprender esto, siento comunicarte que es probable que necesites no solo conectar contigo y tus emociones desagradables, sino también con tu vacío, ese que te grita que le escuches y por miedo a que no se cure... lo ignoras. Sé que podrás conectar con él y darle lo que necesita, por eso quiero que me cojas de la mano y sigamos caminando hacia el siguiente capítulo.

4

El vacío de tu vida

No le echas de menos, echas de menos la persona que fue al principio, pero esa versión ya no existe.

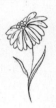

Todo lo que te he contado hasta ahora es posterior a lo que vas a leer aquí. Sin embargo, sin duda el vacío que esta historia me dejó estuvo tan lleno de dolor que me ha costado tres años poder digerirlo e integrar todo lo que ocurrió en aquella calle con nombre de planeta en el sur de Madrid. Allí donde construí la familia que no había tenido nunca de la mano de una persona que no solo fue mi pareja, sino que fue mi compañera, mi amiga y mi apoyo cuando todo se caía. Si tuviera que describirla, diría de ella que fue todo lo que necesité en cada momento que compartimos durante tres inviernos seguidos, igual que supuso aquello de lo que tuve que prescindir para poder avanzar en este camino llamado vida. Este capítulo recoge no solo esta historia, sino todo lo que hizo falta y que también te vendrá bien para entender qué ocurre cuando todo se desmorona.

Nunca pensé que escribiría este capítulo con el corazón encogido en un puño y con la vida pidiéndome a gritos que no lo hiciera y, aunque no tiene un motivo racional, para serte totalmente honesta es la primera vez que me enfrento a hablar de esto sin censura y dejando al descubierto toda mi alma a lo que fue sin dejarme ni un ápice de emoción escondida tras el mítico: «todo estará bien». Esta historia no tiene nada que ver con las demás, porque fui yo la que decidió poner el punto final y esa es una mochila con la que he cargado durante mucho tiempo.

Supongo que abrir la puerta del olvido es algo que da miedo hacer por si se cuela algún fantasma que aún no ha encontrado su sitio al otro lado, pero si no lo hacemos, tampoco se puede reconstruir, ni sanar, ni encontrar los porqués. Así que vamos a ello.

Le he dado mil vueltas a todo lo que tenía que ver con el amor porque todo lo que sé sobre cuidar y construir me lo enseñó ella: mi primera relación larga y estable con una mujer. Y no sé qué tiene Madrid y sus calles, pero en ellas descubrí tanto de mí que aun cuando pienso en esa tierna inocencia, soy consciente de que en realidad no tenía ni idea de nada, ni siquiera de querer. Después vinieron los viajes infinitos en AVE y autobuses para vernos, aunque fuera veinticuatro horas cada semana, y así fue como poco a poco el nido fue llenándose y mi vacío dejó de sentirse tan solo. Esta vez traía compañía y pocas veces se ha sentido tan acurrucado como en aquella ocasión. Ya no solo era Madrid, los viajes y nosotras, sino que gracias a todo esto también comencé a entender que había otros tipos de familia, unas que se querían y aceptaban incondicionalmente y, como era de esperar, conmigo también lo hicieron. No es que mi vacío desapareciera por completo, pero puedo confirmar que ha sido de las primeras veces en mi vida en las que sí sentía que encajaba. Por tanto, todo se puso en bandeja para que decidiéramos abandonar el nido y construir nuestro hogar en una calle que, como te contaba al principio, curiosamente tenía nombre de planeta. Se acabaron los viajes, la incertidumbre, el miedo y, juntas, pusimos todos y cada uno de los muebles de esa pequeña casita. Aún me emociono al recordar el viaje a Ikea, las noches montando el sofá o aquel día que, sin querer, me equivoqué de televisión y compré la más antigua. ¿Porque qué es el amor sino construir literalmente cada rincón con el mismo cariño que el primer día? Yo realmente lo sentí así. Sin embargo, supongo que este relato está idealizado por todo lo que me hubiera gustado que ocurriera. En realidad, me habría encantado que las cosas hubieran sido diferentes, que todo lo que llevábamos en la mochila no hubiera pesado tanto y que la forma de hablarnos hubiera estado al nivel de las de querernos, ya que en muchas ocasiones la fuerza se nos fue por la boca y el daño fue inevitable. Me hubiera gustado que no lo hubiéramos tirado todo por la borda por teléfono por la impaciencia de no saber esperar a que todo se asentase. Me habría gustado que hubiéramos tenido la valentía de enfrentarnos a todo lo que nos daba pánico: el vacío compartido que nos cubríamos la una a la otra mutuamente.

Este final no me enseñó de amor, sino de rabia. Estuvo lleno de cosas que nunca le dije, una historia de tres años que tuvo su punto final de la forma más cruel que imaginable: sin una despedida, sin un adiós sincero, sin un «lo siento» a tiempo y con el dolor en carne viva. Este final estuvo marcado por un piso a medias en Madrid y una historia compartida que actualmente es solo mía: la de la adopción del animal que hoy en día podría considerar el amor de mi vida, mi perra. Pero si algo aprendí de aquel día, cuando entré en casa y ya no quedaba nada de todo aquello que mano a mano habíamos puesto con tanto cariño, es que siempre hay otra forma de hacer las cosas. Siempre hay tiempo para decirle a las personas que las quieres y despedirte con amor y, aunque yo no pudiera hacerlo, lo he hecho en la distancia en varias ocasiones. Tanto es así que a veces incluso me encuentro a mí misma preguntándome como está, si ya le gusta el café sin azúcar o si recordará el día en el que nos gritábamos te quiero como dos adolescentes por Gran Vía. Sin embargo, eso no fue lo peor. Lo más doloroso fue verme empapada en lágrimas de la mano de mi madre sacando todos y cada uno de los muebles de ese ascensor naranja y pequeño cuyo espejo almacenaba tantos recuerdos. Me acuerdo de que cuando acabamos de meterlos en el coche, ella me dijo: «Rocío, esto es lo mejor que os podía haber pasado, porque cuando no da para más, no da para más». Pero yo, rota, solo podía pensar desde la rabia, desde el miedo, desde todo lo que yo creía perdido. Y de repente, después de haber vivido cinco años independizada, me vi volviendo a la casa de mi familia y me pregunté cómo era posible, después de todo, haber vuelto al mismo sitio de donde salí voluntariamente. No entendía nada en absoluto.

A pesar de que llevaba meses dada de alta en terapia, decidí volver y le dije a mi psicóloga que me sentía vacía, profundamente vacía, porque siempre me había llenado de amores que cubrieran todo lo que había de por medio. Sin embargo, en ese momento ya no me servía. Ningún alma podía llenar todo lo que tenía dentro de mí (si has llegado hasta aquí, es probable que ya lo sepas e incluso hayas podido reconocerlo también en de ti). Después de haber compartido todo lo que tenía dentro con alguien durante tantísimo tiempo, cuando esta persona cerró la puerta de nuestra casa sin despedirse y dejando atrás todo lo que habíamos construido, me rompí. Me rompí porque, aunque se llevase toda su ropa en la maleta, se le olvidó algo que hoy en día sigo guardando como un tesoro, algo que miro siempre que lo necesito para que nunca se me olvide lo que viví: todo el cariño, el amor y las caricias que me dejó y que no supe valorar a tiempo. Y esto, junto con mi vacío, se ha convertido en la puerta de todo lo que he experimentado tras esta historia. Si no fuera por haberla dejado, probablemente yo no estaría aquí, no estarías encontrándote a ti entre estas líneas y yo seguiría al lado de una persona maravillosa, pero no conmigo.

Tomar la decisión de reencontrarte con tu vacío en vez de seguir tapándolo con lo que sea que tengas al alcance de tu mano es una de las cosas más difíciles a las que tendrás que enfrentarte en tu vida. Sin embargo, esto te abrirá las puertas a aquello que, aunque ahora no seas capaz de verlo, te dará todo lo que necesites.

Si hay algo que es importante que te recuerdes a ti misma, es que tu vacío ha venido para que lo mires, lo cuides y lo mimes. Porque te necesita. Y sobre todo porque te conecta con lo que duele y esto te acerca a la versión futura de ti, quien te agradecerá que le permitieras renacer.

Aunque es cierto que cada proceso es único, si algo tienen todos en común es que necesitan tiempo y trabajo personal para transitarse. Lo que te acabo de narrar en mi historia personal correspondería a cómo viví yo el inicio del duelo. Por eso entiendo esa fase normal y adaptativa ante una pérdida, ya sea de una pareja, como fue en mi caso, como de cara a diferentes experiencias que atravieses en tu vida: cambiar de ciudad, de trabajo, aceptar una enfermedad y las consecuencias que implica en tu salud, etc.

En mi caso, este vacío y el duelo fueron tan complejos porque se me juntaron varios a la vez: no solo era por la pérdida de la pareja, sino del hogar, de la familia que había construido y de la localidad en la que vivía. A veces, las personas piensan que el duelo es algo que elegimos vivir en un tiempo y en un espacio concretos y que es un proceso racional y lineal (y ojalá así fuera), pero literalmente es lo contrario.

Empecé a interesarme por este tema casi de manera inconsciente cuando, al acabar la carrera, decidí estudiar un curso de afrontamiento del duelo tras la pérdida dirigido a profesionales del ámbito psicosocial, enfocado a tratar con personas que estén en una situación de acompañamiento de una enfermedad terminal. Fue ahí cuando me di cuenta de la importancia de conocerte a ti misma, tus procesos cerebrales y el impacto que estos tienen en cómo gestionas todo lo que te ocurre. Es probable que, tras una pérdida, si no eres consciente de esto, puedas llegar a pensar que se te está yendo la cabeza, que eres incapaz de tomar decisiones o incluso que no te reconoces, pero quiero brindarte la calma y explicarte paso a paso qué te está ocurriendo y qué puedes hacer para gestionarlo.

Qué es el duelo y qué tipos hay

Me encanta la palabra «duelo», en general, por todo el peso que conlleva. Etimológicamente proviene del latín, de *dolus*, y significa «dolor». Me parece preciosa la forma en que nuestro idioma nos permite darle esta importancia a algo tan fundamental como es la pérdida. Porque este proceso no es otra cosa que es el dolor de comenzar de nuevo, la necesidad de que duela, que sangre para avanzar después. Eso que necesitas experimentar para seguir viva, aunque ya no cuentes con aquello que antes sí (en cualquier sentido). Es cierto que este proceso está asociado a la muerte, pero se sufre con cualquier pérdida que vivimos a lo largo de nuestra vida: ese trabajo, esa relación, esa casa en la que estuvimos viviendo mucho tiempo, etc.

El duelo es el proceso por el que vas a pasar para aceptar la pérdida y, aunque es una experiencia universal, a nivel social aún es un reto asimilarlo y no juzgar cómo lo vive el resto. En nuestro mundo, tal y como lo conocemos, la enfermedad y la muerte son temas tabúes que se ven como enemigos y, por eso, a veces la pérdida no se llega a asumir por esa misma negación de la sociedad a hablar de lo que está ocurriendo y, por tanto, carecemos de oportunidades para encontrar estrategias de afrontación.

El primer duelo que viví en mi vida fue tras fallecer mi abuelo, cuando tenía doce años. Si te soy sincera, no comprendía absolutamente nada de lo que estaba ocurriendo a mi alrededor, así que me encerré en mí misma con el ordenador como único recurso que tenía disponible para evadirme, ya que no quería creer lo que había pasado. ¿Y sabes qué? Que en mi casa nadie volvió a hablar del tema nunca más. De nuevo, el tabú hizo de las suyas y algo se quedó dentro de mí (y de todos en mi familia), pero cada cual se lo guardó para sí mismo y sin compartirlo, hablarlo ni sentirlo. Es como si existiera la norma no escrita de que eso no estaba bien, que no era válido. Se suponía que, al día siguiente, nuestra vida y nuestra estabilidad debían volver al mismo sitio; sin embargo, esto no es así, por mucho que socialmente nos esforcemos por demostrar que sí... Y esto hace que algo se quede clavadito dentro. Cuesta mucho ponerlo en palabras, porque nadie nos ha enseñado a hacerlo.

El segundo duelo que recuerdo haber vivido fue el de mi primera ruptura cuando era adolescente. Me acuerdo perfectamente de que mi familia invalidó lo que sentía y que el resto de las personas de mi entorno me recordaban que aquello no era un problema lo bastante grave como para que me sintiera triste, lo que me llevó a esconderme de mí misma por vergüenza a mostrar lo que ocurría en mi interior, a que me volvieran a decir que lo que estaba sintiendo no tocaba. La historia se repetía: tenía que volver a la supuesta normalidad sin transitar, sin sentir, sin expresar. Y ya iban dos veces, pero... ¿en cuántas ocasiones se nos ha invalidado el proceso de transitar la pérdida hasta ahora? ¿Cuántas noches hemos pasado sin dormir y sin poder decirlo en voz alta por miedo a sonar «demasiado sensibles»? Con esto no quiero decir que tu experiencia y la mía sean iguales, ya que cada una es un mundo y cada persona afronta la pérdida de una forma diferente a otra. En mi caso es cierto que, dada mi historia de vida, tiendo a ser muy emotiva y esto me hace vivir las emociones de forma muy intensa, pero hay otras personas que lo transitan de formas diferentes y es válido también. Lo importante no es que haya una sola manera de hacerlo, sino que se valide nuestro sentir.

Una de las cosas que más me llama la atención del duelo no es el proceso en sí mismo, sino todo lo que une.

¿Alguna vez te has planteado por qué existen rituales y maneras de vivir la experiencia ante la muerte, tan similares y diferentes al mismo tiempo, en absolutamente todas las culturas de diferentes partes del mundo? La respuesta es porque, aunque seamos racionales, no dejamos de ser seres emocionales que necesitamos comprender el mundo que nos rodea para sentirnos en comunidad y en paz con todo lo que llevamos por dentro. Es por esto por lo que, independientemente del lugar en el que hayas nacido, la pérdida conmueve y altera todos los esquemas que tienes dentro.

En cuanto a la duración de este proceso, se inicia a las pocas horas de haber ocurrido la situación desencadenante y, por lo general, tiende a desaparecer al cabo de seis meses hasta un año después. Es decir, tiene un inicio y un final, pero no creas que por esto es estático ni lineal, ya que es probable que venga acompañado de cierta desestructuración y desorganización vital.[12] No es que lo vivas así porque eres menos capaz de afrontarlo que el resto o que sea un pozo sin fondo del cual nunca saldrás. Como has visto, solo es una experiencia universal que te conecta con el propio ciclo de la vida.

Si actualmente estás en un duelo, ¿cómo lo sabes? Porque te sientes perdida, como si estuvieras en un laberinto, uno en el que para salir debes aceptar que lo que te habría gustado que sucediera ni ha ocurrido como querías y tampoco lo hará de aquí en adelante. En este laberinto, cada callejón representa una emoción, un recuerdo o una etapa del proceso de duelo. Al entrar, estás en el centro mismo de la pérdida, rodeada por caminos que parecen confusos, pero que al mismo tiempo sientes a nivel emocional y corporal de una forma extremadamente realista. Te sientes desorientada y a veces no sabes qué dirección deberías tomar. Cada vía representa una emoción diferente: tristeza, enojo, negación y aceptación, entre otras. Te encuentras atravesando estos pasillos, algunos más oscuros que otros, pero todos con paredes llenas de recuerdos de todo lo que un día fue. A veces, parece que has retrocedido en lugar de avanzar. ¿Sabes la sensación de querer parar el tiempo cuando estás viviendo algo muy bonito? Pues cuando atraviesas este laberinto, ocurre un proceso similar: no quieres que siga avanzando porque cada vez te ves más cerca de la salida, lo que significa que nunca volverás a cruzar la entrada y eso, aunque parezca algo positivo, aún eres incapaz de verlo porque aún sigues dentro.

A medida que avanzas, descubres esquinas que te recuerdan momentos felices, rincones oscuros que reflejan tu dolor más profundo y pasillos que te llevan a la aceptación. En el laberinto no hay un camino recto ni una ruta predefinida para superar la pérdida, sino que, durante tu travesía, te detienes en diferentes intersecciones. Algunas te hacen retroceder, y otras te llevan a nuevos descubrimientos y aprendizajes sobre ti misma y tu relación con la pérdida. Sin embargo, con el tiempo los callejones se vuelven más familiares, aunque algunos aún pueden sorprenderte con su intensidad y esto asusta. Pero finalmente, los pasillos se vuelven más amplios, la luz comienza a filtrarse a través de las paredes y los sentimientos intensos comienzan a menguar. Hasta que comprendes que, en realidad, no existe un laberinto, sino que es tu vida la que te enseña el camino y que tienes que abrir las puertas a todo lo que te trae.

El duelo no es un trastorno mental diagnosticado como tal, aunque el *DSM IV* (el *Manual diagnóstico y estadístico de los trastornos mentales*, libro de referencia que utilizan los profesionales de la psicología y psiquiatría) tampoco recogía como trastorno depresivo mayor si existían síntomas que duraran menos de dos meses tras una pérdida significativa. En el *DSM V* se eliminó esta exclusión con el fin de admitir que el duelo puede durar varios meses, incluso hasta uno o dos años. Actualmente se reconoce que el duelo es un estresor psicosocial precipitante grave (como posibilidad) de un episodio depresivo mayor en personas vulnerables,[13] por lo que me parece muy importante que podamos darle el espacio y la visibilidad que se merece. No, no son juegos infantiles, ni cosas que solo les ocurren a los adolescentes. Este proceso es universal y, aunque cada uno lo vivimos de forma diferente en función a nuestras experiencias vitales, es algo por lo que todo el mundo pasará a lo largo de su vida.

Es tan doloroso porque implica tener que reestructurar todo lo que conocías hasta ahora y no solamente a nivel físico, sino también emocional y de todo aquello que te daba seguridad a la hora de convivir en el mundo. Aunque este proceso es adaptativo, normal y muy habitual, el objetivo al trabajarlo no es eliminarlo, sino poner el foco en todas las creencias negativas o problemáticas derivadas de la propia pérdida de manera que de cara a las próximas relaciones significativas se establezcan patrones distintos. Cuando lo trabajo en sesiones individuales o en los talleres, me he fijado que el objetivo principal de las personas puede ser dejar de sentir ese malestar, pero siempre explico lo mismo:

Tratar de evitar el malestar no solo te aleja más de ti misma, sino que ralentiza la consecución de la calma que tanto anhelas; todo lo que ignoras no solo reaparece, sino que no se transita. Me posiciono completamente en contra de la creencia popular existente del famoso *fake it till you make it* (fíngelo hasta que lo consigas), porque solamente nos adentra en un proceso de evitación emocional que tendrá consecuencias a largo y medio plazo.

Igual que hemos visto con las etapas del amor y la necesidad de vivirlas todas, con el duelo ocurre lo mismo y, aunque es cierto que ninguno es exactamente igual a otro, los expertos están de acuerdo en que por lo general existen cinco fases. La psiquiatra Elisabeth Kübler-Ross, en su libro *Sobre la muerte y los moribundos* de 1969, fue quien creó este modelo que, a pesar de ser antiguo, sigue sirviéndonos de referencia hoy en día. Es cierto que su enfoque se plantea de cara al procesamiento de un fallecimiento, pero a nivel cerebral este es bastante similar en el duelo por una ruptura o del tipo que sea.[14]

A continuación, verás un pequeño resumen que he creado con las etapas del duelo más comunes y qué deberías hacer en cada una de ellas. En resumen, son las fases que tienes que pasar entre aceptar la realidad frente a lo que te hubiera gustado que ocurriera. El duelo no es algo que puedas evitar sentir o transitar de X forma para que duela o dure menos; es un proceso mental y emocional que no puedes controlar, pero si tomas consciencia de tus emociones y trabajas en ti durante este tiempo, sí puede ser una oportunidad de crecimiento personal en donde encuentres las respuestas que necesitas. NO es un proceso que puedas elegir, pero sí puedes escoger de qué forma quieres vivirlo. Hay muchas estrategias de evitación a corto plazo que te ayudarán a ignorarlo, como por ejemplo beber, consumir drogas o encerrarte en ti misma, pero esto solo aumentará el dolor a la larga. Tus emociones no son peligrosas y el dolor que sientes ahora NO es para siempre, pero tienes que sentirlo, permitirte vivirlo. Depende a quién le preguntes y cuáles sean sus referentes en psicología, te responderá una cosa u otra. Algunos autores dicen que el duelo tiene seis fases; otros, que tres y algunos, que cinco. Y la verdad, esto es muy interesante si estudias Psicología o algo parecido y tu objetivo es analizar el comportamiento humano, pero a ti, persona normal y corriente que solo quiere sentirse mejor consigo misma, te da igual. Sin embargo, hay algo en lo que todos están de acuerdo, y es que hay fases que no puedes evitar vivir ni elegir, y que es cierto que hay personas que viven unas con más o menos intensidad o duración.

NEGACIÓN

«No es real, no puede estar pasando»

Hablar, hablar y más hablar

Ira - culpa - depresión

- Vulnerabilidad
- Activación de la motivación
- Emociones desagradables
- ESCRIBE AHORA

Negociación

¿Y si...? - reflexión y agotamiento

- Recaída

- Realismo
- No se suele compartir
- Mecanismo de defensa
- Decidir

Adaptación
Empiezas a integrar s3

Adaptación
Crecimiento personal

Fase de negación

Seguro que te recuerdas a ti misma tirada en la cama, en postura fetal, repitiéndote que esto no puede estar pasándote. Pues esto es lo que se conoce como negación. Cuando algo tiene mucho impacto emocional para ti, es normal que te cueste procesarlo por el *shock* y que tu cerebro busque estrategias para que no asumamos de primeras lo que ha ocurrido. Sin embargo, esta suele ser una etapa breve, ya que la realidad choca con nosotras y normalmente se transita rápido, aunque puede reaparecer a lo largo del proceso. Si ahora mismo estás pasando por esto, es fundamental que hables todo lo que puedas del tema, ya que al fin y al cabo va a ser una de las formas más eficientes para asumirlo.

Uno de los problemas que más me encuentro en las sesiones de cara a esta etapa es la vergüenza de que esto te haya ocurrido a ti y el riesgo es que actuemos única y exclusivamente desde esta emoción. Esto es lógico, ya que desde que somos pequeñitas nos inculcan el famoso «tienes que estar bien» a toda costa y, cuando esto no se cumple, genera frustración. Durante esta fase, puede que te sientas menos concentrada, que pienses constantemente en el tema o incluso tengas insomnio. Es un periodo adaptativo porque prepara al organismo para poder hacer frente al dolor emocional tan intenso que se siente tras la pérdida. Agradece a tu cuerpo la negación, ya que ese estadio incómodo te está preparando para todo lo que vas a necesitar vivir después.

Qué hacer durante la fase de negación:

- Permítete sentir: aceptar tus emociones es fundamental en cualquier etapa del duelo, incluida esta. No te juzgues por sentir incredulidad o negación. Es una respuesta normal.
- Busca apoyo: hablar con amigos, familiares o un terapeuta puede ser útil. Compartir tus sentimientos puede ayudarte a procesar lo que estás experimentando.
- Educación: aprender sobre el proceso de duelo y las

diferentes etapas puede ser útil para comprender lo que estás sintiendo y que no estás solo en esto.

- Cuídate: asegúrate de cuidar tu bienestar físico y emocional. Come sano, haz ejercicio y duerme lo suficiente para mantener tu energía y resistencia emocional.
- Sé paciente contigo misma: el duelo es un proceso que lleva tiempo. No te apresures ni te sientas presionada para «superarlo» rápidamente. Cada persona tiene su propio ritmo de recuperación.

Fase de ira, culpa, depresión

En la siguiente etapa surgen diferentes emociones, ya que empiezas a comprender todo lo que ha pasado y, en consecuencia, a sentirlo. Es común sentir ira, rabia, desolación e incluso que puedas llegar a tener pensamientos intrusivos. Lo primero que debemos hacer con la rabia es reconocerla y aceptarla para poder sacarla fuera, ya que tiene una razón de ser. Sirve para pedir ayuda y nos impulsa a tomar otros caminos y coger impulso para salir a flote cuando estamos en el fondo del agujero. Es un arma para la supervivencia. Sin embargo, toda la rabia que se queda dentro, que intentamos negar o esconder nos acabará machacando.

Además, es importante entender que la rabia no es

algo malo en sí misma, sino que es una emoción natural que todos tenemos y que puede ser utilizada de manera constructiva si se aprende a gestionar de forma adecuada.

Reconocerla, aceptarla y canalizarla de forma positiva es fundamental para evitar hacerte daño a ti misma. Existen diversas formas de hacer esto, como por ejemplo a través del deporte, la meditación, la comunicación asertiva o la expresión artística. Es importante encontrar la manera que mejor se adapte a ti.

Recuérdate que estás en un proceso complicado, pero que sigues siendo una persona valiosa que merece cariño, cuidado y amor.

Además, a veces no le vemos el sentido a todo lo que nos duele, pero la realidad es que sentir todo esto es lo que te va a ayudar a comprender el porqué. También puede que te asalten los míticos «podría haber hecho...», «le tendría que haber dicho...». La función de estos pensamientos no es atormentarte, aunque sean extremadamente incómodos, sino intentar que recuperes el control de una situación en la que lo has perdido por completo. No es otra cosa que un intento vacío de intentar sostener algo que nunca vamos a poder controlar. Una estrategia que puede serte de gran utilidad es redirigir o reescribir estos pensamientos intrusivos a unos más compasivos y amables contigo misma. Por ejemplo:

De: «No puedo superar esto, siempre estaré sola».

A: «Es difícil ahora, pero con el tiempo y cuidado, sanaré y encontraré otras personas con las que poder compartir mi vida».

De: «Me siento completamente perdida y sin valor».

A: «Estoy pasando por un momento difícil, pero mi valor como persona es independiente de esta situación».

Es curioso que, a pesar de tener una gran intensidad emocional, esta fase suele venir acompañada de periodos de baja motivación, ya que las emociones desagradables y el procesarlas dejan una sensación de agotamiento que puede ser complicada de hacer frente. Sé buena contigo, estás cambiando esquemas y rutinas que tenías interiorizadas, así que lo ilógico sería que siguieras como si nada. Lo bueno de todo esto es que estas emociones te van a ayudar a encontrarle el sentido a la vida y que te conectan con tu vulnerabilidad y esa parte de ti que normalmente está apagada, pero que cuando se enciende, te aporta sensibilidad para apreciar el mundo de una forma diferente. Cuando empiezas a ser realmente consciente de que no hay vuelta atrás, sin días en los que la cama se ve como el único lugar seguro al que recurrir, es un síntoma de que avanzas. Aunque esta sensación puede confundirse con una sintomatología depresiva, la diferencia es que no suele o no debería prolongarse mucho tiempo.

La motivación es tu gran aliada en este proceso, sobre todo porque tendrás que aprender cómo funciona para activarla conscientemente e ir haciendo todas esas cosas que tienes pendiente pero que tu cerebro te dice que dejes para otro momento. Tu mente está en duelo, y digamos que esto puede llegar a producir cierta desmotivación, pero, como sabes, puedes activarla, así que vas a ponerte manos a la obra a hacer lo siguiente: planificar, planificar y más planificar. Respecto a la motivación tenemos dos formas de vivirla: la intrínseca (todo lo que te hace querer salir adelante por tu propio pie, por factores que dependen de ti y de satisfacer tus propias necesidades emocionales), y la extrínseca (la que busca ya no tanto reconocerte a ti misma, sino obtener una recompensa por parte del resto). Se trata de que planeemos de forma consciente cómo trabajarla.

Te pongo un ejemplo:

Desde que Alex rompió con María, se siente deprimido y ha dejado de ir a entrenar, ya que siente que no tiene ganas de hacer nada. Solamente le apetece estar con el móvil y tener estímulos constantes como las redes sociales para no sentir la incomodidad de procesar sus emociones desagradables. Alex y yo diseñamos un plan de objetivos

mínimos que tenía que cumplir antes de la próxima sesión
a la semana siguiente, y para ello utilizamos el método que
yo llamo «encontrar mis porqués», así que antes de hacer
su calendario, tendrá que responder a estas preguntas:

1. *¿Para qué quiero volver a salir de mi casa y com-*
   prometerme con el deporte? ¿Cuál es mi porqué?
2. *¿Qué beneficios tengo si me comprometo, al menos*
   treinta minutos al día, a hacer esa actividad que ya
   me he demostrado antes que se me daba bien?
3. *¿En qué áreas puedo mejorar y en cuáles ya soy*
   bueno en este deporte?
4. *¿Qué mantras puedo repetirme a mí mismo duran-*
   te la semana cuando me sienta negativo? ¿Qué me
   ayudaría decirle a una persona que quiero mucho
   sobre este tema? ¿Me digo lo mismo que le diría a
   ese amigo?
5. *¿Qué objetivo me voy a poner de manera concreta,*
   sencilla y medible?

Alex contestó a las preguntas y, a la semana siguiente,
tras evaluar el planning de consecución de objetivos, fui-
mos conscientes de que había cumplido más de lo que se
había propuesto, que en su caso era ir al entreno tres días
en la misma semana. Y entonces le pregunté: «¿Qué ha
ocurrido de diferente esta semana, Alex?». Y su respuesta

fue contundente: «Pues que sabía el sentido de por qué estaba haciendo lo que estaba haciendo y me comprometí con ello, me pude poner límites a mí mismo».

Eso que vivió Alex no es ni más ni menos que una estrategia de activación de la motivación a través de auto-diálogos conscientes. Por otro lado, te recuerdo que no hay fórmulas mágicas, porque la desmotivación dentro del duelo también es adaptativa, no pasa nada, solo hay que trabajar un poquito.

Pero esto no es para siempre y poco a poco irás asimilando la nueva realidad y dando espacio a otras emociones más agradables. Todo se colocará de tal manera que, aunque parezca imposible, esos periodos de emocionalidad desagradable cada vez se aplazarán más y más. Aunque es cierto que hay un punto de inflexión que yo siempre digo que es como la gota que colma el vaso: la negociación.

Fase de negociación:

Podemos llamar negociación a esta fase del duelo en la cual la esperanza está más viva que nunca y nuestro corazón busca sintonizarse con todo aquello que un día vivió durante el enamoramiento y que ahora anhela, como es lógico, olvidando todos los motivos racionales por los cuales se ha llegado a la ruptura. Para mí, esta es una de las etapas más interesantes en mi trabajo, porque es como si todas las emociones desagradables e intensas que nos han traído hasta aquí pasaran a segundo plano por instantes y la idealización se encargara de traer a tu vida una imagen de tu expareja que no coincide con la realidad, fantaseando con la posible vida que podríais haber tenido o buscando formas de reconciliaros. Esta etapa es muy dura, ya que genera mucha frustración. Durante la negociación tiendes a analizar tu papel en la relación y la ruptura. Si te percibes como responsable de la situación, este autoexamen puede generar sentimientos de culpa y frustración. Pero recuerda, por favor, que lo que piensas no es siempre real y que es probable que, durante este proceso, tengas muchos pensamientos que debas hacer el esfuerzo de no creerte.

Fase de adaptación y aceptación

Lo bonito del duelo es que un día te levantas y, sin darte cuenta, no has pensado en esa persona. Ya no recuerdas qué estaría haciendo en este momento del día ni piensas de qué forma acercarte a ella. Es cuando integras lo sucedido y, de repente, sin saberlo, ya no estás en un duelo: lo has aceptado. Pero claro, hasta llegar a este punto van a pasar entre seis meses y dos años, así que es fundamental trabajar la paciencia y el autocuidado porque no será fácil, pero pasará.

Formas de vivir el duelo:

El único riesgo del duelo como experiencia adaptativa es que se alargue más de lo normal y se convierta en patológico, es decir, que la persona se quede estancada en alguna de sus fases. Pero calma, no es lo más común, y lo más seguro es que la experiencia que estás viviendo corresponda a un proceso adaptativo para reconstruir la pérdida. Es fundamental que pidas ayuda psicológica si dudas de si esto podría estar pasándote.

Es muy importante que sepas qué no hacer durante un duelo porque, si caes ahí, empezarás a cavar tu propia tumba sin siquiera saberlo. Todos los días, en las sesiones, me encuentro a personas que consideran tenerlo todo bajo control, cuando en realidad no es esto, sino un caos ordenado en cajas que ellas mismas han colocado en diferentes escondites de sus hogares. Hay cuatro tipos de formas de vivir el duelo, tres de ellas de alto riesgo. Te pongo ejemplos:

Reprimir: Sandra es una persona que asegura tenerlo todo controlado y está orgullosa de no ser sensible y de seguir su ritmo de su vida normal a pesar de haber perdido a su pareja de siete años. Explica que ha sido sencillo transitar la pérdida, pero que se encuentra mal físicamente. Cuando hacemos revisión de sintomatología a nivel emocional, no expresa nada; sin embargo, en cuanto a sensaciones físicas, puntúa alto en jaquecas, mareos y dolores de estómago regulares. Esto es lo que en psicología llamamos «embotamiento afectivo», también conocido como «anhedonia emocional», que describe una disminución significativa en la capacidad de experimentar y expresar emociones. Las personas que padecen esto pueden sentir una disminución general en la intensidad de sus emociones, tanto positivas como negativas. Y esto, por mucho que se haya normalizado, no lo es.

Aplazar: Ana viene al grupo de apoyo completamente rota por la ruptura con una persona que llevaba conociendo un mes y no se tiene en pie; está completamente agotada a nivel emocional, tiene insomnio y no acaba de comprender qué es lo que le está ocurriendo y por qué tiene un índice de malestar tan alto por esta situación. Indagando en su historia de vida, hace dos años que Ana perdió a su madre y reconoce no haber hablado nunca del tema, ni siquiera se permitió llorar después del día del funeral. También parece que mantiene el control y que posterga que se asiente la depresión. Pero en realidad, como podemos ver, las emociones acaban saliendo y pidiendo a gritos que les dé su espacio. Esto suele ocurrir en pérdidas inesperadas y es un bloqueo que anula emocionalmente a la persona. Ella no pudo gestionarlo en el momento debido al dolor tan intenso que le producía esa pérdida, y esto es algo mucho más común de lo que te puedes imaginar.

Exageración: Recuerdo perfectamente el caso de Juan, un joven con el que estuve trabajando en su incorporación al mercado laboral después de haber pasado toda su vida en un centro de acogida dada su circunstancia familiar. Durante este proceso, Juan tuvo la ruptura con la que había sido su pareja durante dos años. Sentía tantísimo dolor que empezó a tener conductas de evitación a través de un incremento del consumo de drogas de manera totalmente consciente. Fue así como Juan tocó fondo de una de las maneras más dolorosas que existe: tras una sobredosis. Actualmente se encuentra en desintoxicación y durante todo este proceso, ha sido consciente de que esta fue su forma de canalizar el dolor. Con ayuda profesional se le ha acompañado a sentir sus emociones y a transitarlo de otra forma, pero sin duda ha sido un caso complejo.

Saludable: Marta lo dejó con Sofía y acudió a mí para trabajar y reestablecer su autoestima, ya que, tras una relación de siete años, su pareja le había sido infiel y esto le había generado muchas inseguridades, además de haberle abierto heridas que ya traía previamente de su infancia. Llegó abatida por completo y acordamos un plan de seguimiento emocional con diferentes actividades y objetivos mediante los que cada semana se permite reconciliarse con todo lo que va sintiendo. Hay sesiones en las cuales aún me emociono al ver la valentía de Marta ante su sensibilidad y la manera en la que se permite sentir todo lo que le ocurre.

Puede que ahora pienses que quieres vivirlo como Marta y me culpo, ya que puede que haya idealizado su caso. Sin embargo, ¿sabes cuál es la diferencia entre Marta, Juan, Ana y Sandra? Puede que no te hayas parado a pensarlo, pero es su contexto. La cuna en la que nacen y sus mochilas personales. Es tremendamente injusto, pero la realidad es que todos somos la suma de las experiencias que nos han traído hasta aquí, incluyendo nuestro contexto familiar, aunque ya indagaremos en esto en profundidad en el último capítulo. Sí que quería mencionarlo para que, de nuevo, recuperes una visión más autocompasiva y cariñosa de ti.

Yo, personalmente, he vivido cada fase del duelo como si fuera una montaña rusa, y es que es un proceso tan difácil de comprender desde fuera que quizá en ciertos momentos te haya llevado a pensar cosas de ti misma como las siguientes:

Debería estar mejor, con el tiempo que ha pasado ya...

- La realidad es que no hay una temporalidad establecida para tu proceso y no es justo para ti que te juzgues de esta forma, puesto que es bastante probable que no es que haya pasado demasiado tiempo, sino que es el que tú necesitas. Cada duelo y cada realidad son completamente diferentes y cada persona funciona de manera distinta.

Quizá no debería haber roto este vínculo...

- Durante el proceso de duelo es normal dudar de las decisiones que tomamos. Es decir, que elijas el camino correcto y que sea saludable para tu salud mental no equivale a estar completamente segura de la decisión que estás tomando. De hecho, en muchas ocasiones escoger aquello que será bueno para tu bienestar traerá consigo emociones desagradables que vendrán para que puedas procesar de verdad todo lo que está ocurriendo. La duda es normal, y no siempre es signo de que estés equivocada.

No entiendo por qué, si ayer estaba bien, hoy de repente vuelvo a sentirme así...

- El duelo no es un proceso lineal y muchísimo menos un problema de matemáticas en el que obtengas siempre el mismo resultado de hacer una suma con independencia del contexto, por lo que es completamente adaptativo sentir emociones diferentes e incluso opuestas durante el mismo proceso. Tanto es así que en un mismo día (en general, puede ocurrir en cualquier día de tu vida) es bastante probable que tengas emociones diversas y esto está bien.

Él/ella está bien y yo estoy así, quizá es porque tengo algo malo...

- Durante la ruptura tendemos a crear lo que en psicología reconocemos como «distorsiones cognitivas», es decir, errores de procesamiento de la información que están asociados a las creencias irracionales que hemos adquirido en nuestra historia de vida. Una de estas distorsiones cognitivas es la adivinación del pensamiento, y es cuando creemos saber con certeza los pensamientos o sensaciones que está teniendo el otro cuando eso es científicamente imposible. E incluso en el caso mágico de que lo supieras, ¿qué cambiaría sobre todo aquello que ha implicado la ruptura? En realidad, nada, ya que se sale de todo aquello que entra en lo que tú puedes hacer, gestionar o sentir, puesto que forma parte de la individualidad del otro, que en absoluto tiene algo que ver con nosotras.

- El hecho de que creas, subjetiva y erróneamente (o no) que la otra persona se encuentra mejor, es algo que no habla de ti, de tu proceso ni de la vida que estás construyendo, sino de la otra persona, que ya no está. Por tanto: ¿qué te parece si volvemos a redirigir el foco hacia ti? ¿Qué sientes tú? ¿Qué necesitas?

Nunca voy a volver a enamorarme en la vida...

- Para serte totalmente honesta, no tengo la absoluta certeza de que esto se vaya a cumplir, pero teniendo en cuenta que trabajo con personas todos los días y observo su evolución, te podría asegurar, estadísticamente, en un 85 por ciento que es probable que sí vuelvas a experimentar sensaciones vinculadas al enamoramiento a lo largo de tu vida. Sin embargo, me alegro de que sientas esto así ahora. Es probable que si tienes (o tenías) este pensamiento es porque estés pasando un proceso de duelo y, por tanto, asimilando la pérdida. Cuando estamos en este proceso lento y doloroso, ese tipo de pensamientos vienen de manera muy frecuente, pero recuérdate algo que ya hemos trabajado en capítulos anteriores: no todo lo que piensas es real.

No soporto la idea de verlo/a con otra persona...

- La realidad es que es probable que esta situación te produzca emociones desagradables como el dolor, la angustia, el miedo, la tristeza o la inseguridad, pero te garantizo que sí puedes tolerar este tipo de emociones y, para tu suerte, no son peligrosas. No es malo que te sientas insegura, que te dé tristeza o miedo ser consciente de esta situación o cualquier otra que te imagines. Tus emociones son tuyas y, aunque es posible que sea difícil transitarlas, podrás hacerlo. Independientemente de que esta situación no sea la que te hubiera gustado, te aportará la habilidad de gestionar este tipo de emociones.
- Por ejemplo, si sientes tristeza, pregúntate de qué manera puedes volver a ti, o si estás enfadada, de qué manera puedes canalizar toda esa energía y poner límites para seguir con el resto de las áreas de tu vida.

Siento que no se me va la esperanza de que vuelva, y tengo miedo de quedarme esperando toda la vida...

- La esperanza es una emoción más que forma parte del proceso. No te animo a que la juzgues, a que la eches o a que la ignores, pero es fundamental que entiendas que la no es decisiva y, sobre todo, que puedes convivir con ella sin ningún riesgo siempre y cuando sigas potenciando que en tu vida seas tú la protagonista.

En definitiva, no te juzgues por no comprender tu duelo, tu proceso o incluso el de alguien que lo está viviendo cerca de ti. Es algo muy complejo, personal y abrupto que no siempre es tan fácil de entender, aunque hay algo que podrá ayudarte a hacerlo: recordarte a ti misma que, a pesar de que no sea tu momento más racional, sí tienes herramientas para afrontarlo y que podrás reconstruir una versión diferente de ti que te permitirá asimilar todos los porqués que ahora aún no puedes, incluso aunque te sientas completamente vacía.

Y atendiendo ese vacío, no me gustaría que lo ignorases, sino que pudieras escucharlo y ver qué tiene para ti, ¿se te ocurre alguna forma de llenarlo? ¡A ello vamos!

Cómo llenar ese vacío

Personalmente, me he pasado tantos años de mi vida siendo la salvadora del otro, la que siempre está, la que sostiene, la que cuida, que casi sin querer me olvidé de qué necesito yo, de cómo me regulo yo, de quién soy. Y ahí fue cuando mi vacío comenzó a llenarse (como has podido ir observando en las historias relacionales que he vivido hasta ahora) de amores tan vacíos como las personas que había idealizado. Para mí era mucho más sencillo inventarme historias acerca de quiénes eran que verlas de frente y aceptar que lo que me podían dar; aquello no era ni una quinta parte de lo que me gustaría que fuera y me costó aceptar, en definitiva, que... no eran nada más que tiritas mal puestas en heridas que seguían abiertas. Heridas de las que te hablaré a fondo en el último capítulo, pero es mejor que aún sigan en el cajón de las cosas que no quiero abrir hasta el final.

Ese vacío es lo que muchas personas conocen coloquialmente como soledad, apatía, tristeza... Es eso que te mueve por dentro y te duele de una manera suave pero intensa que te recorre todo el cuerpo, sientes en el pecho e incluso a veces tiene forma de espada y se te clava en la garganta como si de hierros se tratasen. Ese vacío no es otra cosa que tus emociones almacenadas en cajones que nunca has querido abrir por miedo a que te desborden y te hagan trizas. Ese vacío, en realidad, forma parte de ti igual que el resto de las sensaciones de tu cuerpo, pero nos causa angustia por el rechazo que le tenemos. Y todo lo que se rechaza pesa más, porque con los años la presión de esos cajones que mencionaba antes va aumentando... Todo lo que hay dentro se va haciendo más y más grande hasta que decides mirar dentro y preguntarles: «¿Estáis bien?».

Ahora quiero que te tomes un segundo y te pares a reflexionar sobre tu vacío, sobre esa incomodidad que abruma cuando estás sola:

¿De qué color es?

¿De qué tamaño?

¿Qué forma tiene?

¿A qué te recuerda?

¿En qué parte del cuerpo sueles notarla más?

¿Le pondrías algún nombre?

¿Está enredada o tiene alguna forma?

Dibújala y permítete, al menos, empezar a relacionarte con ella.

El vacío es ese hueco que no conocías porque nunca te has atrevido a mirar, pero que cuando lo haces, te da las herramientas para seguir hacia delante, para que sigas avanzando y construyendo todo aquello que siempre has sabido que querías, aunque no supieras cómo llegar ahí. Llenar ese vacío de tu cariño, de tu empatía y de tu amor te permitirá que, cuando venga otro a acercarse a ti, puedas hablarle de él, cuidarlo juntos e incluso que le haga compañía, pero nunca volverás a permitir que se llene solo de la persona nueva porque ahora ese vacío es tuyo (aunque sea compartido).

Este no solamente aparecerá cuando te necesites a ti misma, sino en otras muchas situaciones, como puede ser al vincularte con personas que no están disponibles emocionalmente. ¿Alguna vez has pasado un duelo por una persona que no ha sido tu pareja? ¿Se te activó también este vacío? De nuevo, vuelvo a invitarte a responder a estas preguntas en el siguiente capítulo.

5

El «casi» que te ahoga

Nunca me enamoré de ti porque no me
dejaste conocerte,
pero ahora me alegro porque odiaría
haberme enamorado de alguien que es más
vacío que vida y de un corazón que solo
sabe querer cuando el frío aprieta.

He aprendido que quiero un amor con cuatro
estaciones, donde pueda sentirlo todo sin la
necesidad de salir huyendo, y ahí ya no
entras tú.

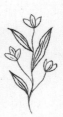

Si me preguntan de qué color es la ilusión, sin duda diría azul verdoso, como sus ojos achinados al verme por primera vez. Azul, como la manera tan cálida que tenía de mirarme desde aquella plaza mientras me veía cada vez más cerca. Azul, como ese bar donde entramos como desconocidos y salimos de la mano, susurrando a gritos en medio de Barcelona lo que ni siquiera nosotros éramos capaces de reconocer. Nuestra historia empezó como cualquier canción de Sabina: en un hostal, de madrugada y con ganas de todo lo que más tarde nos vendría grande. Del hostal y su respectiva ilusión nacieron, casi sin mi consentimiento, las ganas de querer conocer todo lo que había hecho que esos ojos azules gritasen con la mirada algo que aún era incapaz de descifrar. Y, con mi capa de superheroína, me adentré en su mundo en menos de una semana, buscando que esa ilusión construyera por nosotros todo lo demás. Recuerdo que fueron dos de los meses más bonitos de mi vida, o eso quiso hacerme creer la idealización que adopté por compañera. Todo era tan bonito y especial...

No fue nadie en realidad, poco más que incertidumbre, y su nombre aún sigue cerca de mí, pero es cierto que sí, se fue, y me encontré perdida en mí misma buscando las respuestas que no supo darme en el momento de su partida. Pero... si nos remontamos a aquella primera vez en las calles de Barcelona, la vida de su mano volvía a tener color. Hacía meses que había tomado la decisión consciente de empezar a convivir sola, de ir de mi mano, y sin embargo, al encontrarme con esos ojos de color azul verdoso, algo dentro de mí quiso sentirse acompañada y elegí confiar de nuevo. Si me preguntan de qué color es la ilusión, sin duda diría azul verdoso. Pero si modulan la pregunta y me preguntan de qué color es el miedo, sin duda, volvería a decir lo mismo.

Para ser honesta, siempre me hizo sentir insegura, y aun así siempre volvía a buscarle porque quizá la inseguridad era mi zona de confort. A lo mejor encuentro cierta calma en la inestabilidad de que no me quieran a pesar de haberme pasado la vida entera sin saber quién soy, sin entender de dónde vengo y sin perdonarme todo de lo que en realidad nunca tuve la culpa. Es el precio que pagar por heridas que yo nunca hice, pero que fui reabriendo con cada persona nueva que entraba en mi vida. Tal vez porque me acostumbré al placer de quitar la costra de la herida, tal vez porque esa era la única forma que tenía de sentir algo que no fuera miedo... Aunque, de noche, he de reconocer que se le parecía.

¿Por qué cuesta tanto alejarse incluso sabiendo que eso no es, nunca fue, ni será para ti? Cuesta porque te conecta con la parte de ti que necesita que la vean, que necesita inevitablemente sentirse querida y aceptada. Y esa parte siempre necesita más, porque no se nutre ni se alimenta del presente, sino de intentos vacíos de reinventar el pasado. Hay cosas importantes de las cuales has de aprender para irte antes la próxima vez o quizá para tomarte el tiempo necesario de procesar cualesquiera que sean las cosas que te vayan ocurriendo a nivel relacional. Esta experiencia personal mía no solo me abrió heridas, sino que me permitió descubrir qué SÍ quería. Sin embargo, ojalá pudiera contártela como un hecho aislado, como algo puntual de lo que casi no hay huella cuando, en realidad, es todo lo contrario.

Durante meses he estado soltera y me he dado la oportunidad de conocer a diferentes personas, pero el «casi algo» sin lugar a duda es una de las experiencias más desagradables que he vivido. Todo lo que te voy a contar ahora no tiene absolutamente nada que ver con el amor, o no por lo menos con el sano al que aspiro llegar a construir en algún momento de mi vida y, de hecho, posiblemente dé explicación a esa gran pregunta que te has estado haciendo durante todo el libro: ¿por qué narices duele tanto? Pues intentaremos resolverlo con algo que me ha pasado en varias ocasiones y que quizá te resuene.

Me acuerdo de cuando miraba el móvil una y otra vez en busca de un mensaje que diera respuesta a toda la incertidumbre que tenía encima. Recuerdo que me sentía insuficiente, insegura, triste, a la espera, con ganas de llorar, miedosa, asustada... Y mi mecanismo de defensa inconsciente era mirar esa maldita aplicación verde que pone tics azules cuando te leen. La comprobaba una y otra vez, y en cada ocasión que saltaba una notificación, si no era esa persona, algo dentro de mí se rompía sigilosamente. Solo de recordarlo me vuelve la angustia al pecho y, sin embargo, es algo que me daba terror compartir con personas de mi entorno. ¿Cómo me iba a generar tal adicción un mensaje de una persona que ni siquiera es mi pareja, y cómo iba a sentirme con ganas de llorar porque no me hubiera preguntado qué tal el día alguien a quien no conocía absolutamente de nada?

Pues bien, es que no se trata de eso. No se trata de negar lo que sentimos ni de darle a cada vínculo una tarjeta que te permita sufrir o no por él. Tampoco es cuestión de evitar esas ganas de llorar o de repetirte a ti misma lo ridícula que eres al quedarte horas mirando el teléfono. Justo se trata de lo contrario, que puedas validar tus emociones, que les des forma y vuelvas a ti de la manera más compasiva posible.

La realidad es que, como has podido leer más arriba, todos los vínculos tienen diferentes etapas por las que van pasando hasta llegar a asentarse como una relación estable, duradera y con un amor consolidado. Pero ¿qué pasa antes de llegar ahí? Quiero contarte el ejemplo de Ana, quien compartió esto conmigo en una sesión de acompañamiento psicoeducativo:

Rocío, creo que se me está yendo la cabeza. Llevo desde septiembre conociendo a un chico y me siento peor que nunca. Mo paro de mirar el móvil a ver si me ha escrito; cuando lo hace, me calmo, pero por la noche me vuelvo a despertar para ver si me ha puesto otro mensaje. No me reconozco, siento que estoy en mi propia contra y estoy extremadamente ansiosa. Me siento tóxica y que se ha convertido en mi único tema de conversación.

Desde luego, Ana no tiene nada de diferente a ti: es una mujer autosuficiente, capaz, trabajadora y con cientos de cualidades. Sin embargo, lo que le ocurre tiene mucho que ver con la situación en la que se encuentra. Un casi algo puede ser extremadamente doloroso, en ocasiones incluso más que una ruptura tras una relación formal, ya que entran en juego las expectativas que tenías, la inversión de esfuerzo y tiempo y la sensación de que todo ha sido en vano.

Muchas personas no son conscientes del impacto emocional que pueden tener en las vidas del otro, pero la realidad es que cuando nos involucramos emocionalmente con personas, nos asentamos en sus vidas y esto también genera un impacto cuando decidimos irnos. Además, otra de las creencias generales que existen respecto al casi algo es que, como no se ha formalizado la pareja, no era importante o emocionalmente significativo, pero realmente no tiene nada que ver, ya que justo por esa falta de claridad se visualizan escenarios imaginarios y fantasiosos y se implican recursos emocionales orientados a que se cumplan. Al no ser así, se genera malestar y una especie de circuito adictivo a través del sistema de recompensa de tu cerebro. Cuando se experimenta un casi algo en una situación o relación que ha sido esperada o anhelada, este sistema puede activarse de manera similar a como lo haría ante una experiencia que genera placer o gratificación. Es como si fuera una máquina tragaperras. Al final, es una experiencia que nos lleva siempre a una alta intensidad emocional, como si de un chute de droga se tratase. Así funciona el cerebro y no es que tu casi algo lo sepa (esperemos), pero utiliza este tipo de estrategias con el fin (consciente o no) de mantenerte ahí.

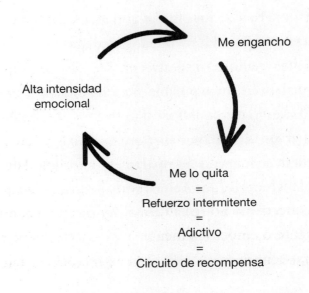

Me engancho

Alta intensidad
emocional

Me lo quita
=
Refuerzo intermitente
=
Adictivo
=
Circuito de recompensa

Duele aferrarnos al «casi» como si lo hubiera sido todo, porque en realidad la pérdida es igual de tangible que si hubiera existido y la sensación es prácticamente la misma. Además, duele más cuando existe falta de claridad o cierres, ya que derivado de esa ambigüedad se puede aumentar la tendencia ansiosa de cualquiera. A veces me encuentro casos de personas que me dicen que son extremadamente ansiosas y, cuando te pones a analizar la situación, la conducta y la multitud de factores relacionados, no es que de verdad lo sea, sino que está un lugar que lleva el cartel de inestabilidad en la frente. Normalmente solemos creer que si tienes una forma sana de relacionarte con el resto siempre será así, pero la realidad es que también dependes de los comportamientos que el otro tiene contigo. Es decir, puedes ser la mujer más segura del universo, pero si te involucras con alguien que te activa todas tus inseguridades y miedos mediante esta intermitencia... te será difícil de gestionar. Por ese motivo es importante irse lo antes posible si en mi cuerpo y con mi interocepción noto que hay algo que no cuadra, que se sale de lo que debería ser y, sobre todo, si no encuentro tranquilidad mientras comparto espacio vital con esta persona. Recuerda que hemos trabajado las maneras en las que el cuerpo te habla y cómo ignorarlo puede traer consecuencias negativas para ti.

No se trata de negarnos al amor o ir con la etiqueta de

pareja desde la primera cita, pero sí de ajustar las expectativas lo antes posible y facilitar el camino a una comunicación coherente desde el minuto uno para evitar alargar historias que tienen un final desde el momento en el que ambas personas se saludan por primera vez. Es normal que ante la posibilidad del rechazo sintamos cierto miedo a comunicar qué esperamos de los vínculos, pero ¿qué es lo peor que podría pasar si lo hacemos? Probablemente el peor escenario sea encontrarnos con personas que no estén buscando lo mismo que nosotras, en cuyo caso, para tu miedo al rechazo, la solución o consecuencia será pasar un duelo. Y esto, como ya hemos visto, tiene su inicio y su final. Se trata de que puedas elegir a personas que te elijan y que te sepan mirar con los mismos ojos que tú las miras a ellas.

Para que indagues en tu interior me gustaría que emprendiéramos un viaje hacia dentro siguiendo las siguientes indicaciones:

Imagina que estás de viaje en globo. Tienes un destino específico al que quieres llegar, un lugar que visualizas con emoción y entusiasmo. Durante el trayecto, divisas a lo lejos un lugar que se asemeja mucho a tu destino soñado. Sientes esa emoción intensa, la anticipación y la alegría de estar tan cerca. Ves las nubes, incluso crees que puedes tocar su textura. Vas avanzando lentamente y sientes la adrenalina de estar en las alturas, cerca de eso que tanto habías querido siempre y que por fin estás viviendo.

Sin embargo, a medida que te acercas, te das cuenta de que no es exactamente el lugar que habías imaginado. Es similar, pero no es el destino final que anhelas. A pesar de la emoción inicial, te invade una sensación de decepción al ver que no es lo que esperabas. Sigues adelante, con la vista puesta en tu verdadero destino, pero no puedes evitar sentir una mezcla de emociones: esa ilusión inicial mezclada con cierta desazón por no haber llegado a donde querías. Los colores no son los que te gustaban, las casas de aquel lugar no tienen puertas amables y no encuentras ningún espacio con vistas agradables en el que descansar con tu globo.

El casi algo es como ese lugar que avistas desde el cielo: tiene similitudes con lo que buscas, te despierta emociones y te hace sentir cerca de la meta, pero al final no es exactamente lo que tenías en mente. Este casi algo te lleva a continuar el viaje en busca de tu verdadero destino, a pesar de la sensación de no haber llegado a donde esperabas.

Esto último, en muchas ocasiones, tiene que ver con que no tenemos bien configurado el GPS, lo que en términos de emocionalidad sería no estar disponibles emocionalmente, ya sea por una parte o incluso por ambas. Esta disponibilidad implica la capacidad de conectarte, expresar emociones y mantener relaciones sanas. Aquí te dejo una lista de señales que podrían indicar que estás emocionalmente disponible:[15]

CHECKLIST DE DISPONIBILIDAD EMOCIONAL

Autoconocimiento y expresión emocional:

☐ Reconozco y entiendo mis emociones.

☐ Puedo expresar mis sentimientos de manera abierta y honesta.

☐ Me siento cómoda al hablar sobre mis emociones con otros.

Empatía y conexión con los demás:

☐ Puedo ponerme en el lugar de los demás y entender sus emociones.

☐ Presto atención y escucho activamente cuando otros comparten sus sentimientos.

☐ Me siento conectada emocionalmente con las personas cercanas a mí.

Manejo de relaciones:

☐ Mantengo relaciones saludables basadas en la confianza y el respeto mutuo.

☐ Soy capaz de establecer límites saludables en mis relaciones.

☐ Invierto tiempo y esfuerzo en mantener y cultivar mis relaciones.

Flexibilidad emocional:

☐ Puedo adaptarme a situaciones emocionales cambiantes.

☐ Manejo el estrés y los desafíos con resiliencia emocional.

☐ Soy capaz de cambiar de perspectiva y aceptar diferentes puntos de vista.

Compromiso y autocuidado:

☐ Estoy dispuesta a comprometerme emocionalmente en relaciones significativas.

☐ Procuro cuidar mi bienestar emocional y busco apoyo cuando lo necesito.

☐ Reconozco y respeto mis límites emocionales y necesidades personales.

Miedo al compromiso:

☐ Evasión de la plena disponibilidad: la incapacidad para comprometerse emocionalmente por completo puede llevar a situaciones donde se está cerca de una conexión profunda, pero se mantiene una distancia emocional por miedo al compromiso real.

Ambigüedad en relaciones:

☐ Estar disponible emocionalmente puede significar tolerar una cierta ambigüedad en las relaciones, lo que podría llevar a experiencias de «casi algo» donde la relación no se define con claridad.

Deseo de reconocimiento y aceptación:

☐ La disponibilidad emocional a veces puede llevar a buscar aprobación o reconocimiento en relaciones que podrían no ser del todo satisfactorias, lo que podría manifestarse como experiencias de «casi algo».

Autoconocimiento y límites emocionales:

☐ Estar emocionalmente disponible también implica ser consciente de tus límites y necesidades emocionales. Esto puede ayudar a evitar situaciones de «casi algo» al establecer límites claros en relaciones o situaciones ambiguas.

¿CÓMO UTILIZAR ESTA *CHECKLIST*?

Evalúa cada ítem marcando «Sí» si sientes que es aplicable a tu situación y «No» en caso contrario. No hay respuestas correctas o incorrectas; se trata de reflexionar sobre tu situación emocional actual.

Revisar este *checklist* puede ayudarte a identificar áreas en las que te sientes más fuerte y aquellas en las que te gustaría trabajar para mejorar tu disponibilidad. Si encuentras áreas de mejora, considera buscar ayuda profesional o recursos que te permitan fortalecer tus habilidades emocionales para mejorar tu bienestar general.

Sé que he mencionado muy por encima a qué me refiero con estar o no disponible para el otro, pero me gustaría profundizar un poco más en este concepto. Una persona que puede que no esté abierta a una conexión emocional profunda quizá te diga cosas como:

- Deberíamos ir viendo... Las cosas tienen que fluir.
- No te precipites, todo se irá viendo con el tiempo...
- Tienes que estar en el presente, es lo único que tiene importancia.

- Las etiquetas no sirven para nada.
- Me gusta mucho pasar tiempo contigo y veo que tenemos un futuro, pero ahora mismo no quiero nada serio.

Todo esto son frases ambiguas que, sacadas de contexto y en un proceso de enamoramiento (que ya sabemos cómo funciona), pueden llegar a sonar incluso positivas, pero la realidad es que es inevitable relacionarnos desde nuestras necesidades emocionales, puesto que somos seres que necesitamos de otras personas para sentirnos satisfechos y, por tanto, tanto a nivel de amistad como amoroso, todos tenemos unas necesidades que, si no se cubren, generarán malestar, frustración e incluso apatía. Por eso es tan importante buscar personas que SÍ estén en un punto similar al nuestro y puedan darnos aquello que necesitamos (y nosotras, por supuesto, aprender a pedir lo que queremos y estar seguras de hacia dónde vamos).

Sé perfectamente el dolor que puede causar darte cuenta y ser consciente de que la persona con la cual te gustaría avanzar y compartir tu espacio y tiempo no está en el mismo punto vital que tú, pero ¿cuánto es el riesgo que quieres correr por el simple hecho de estar con alguien que probablemente hace X años de tu vida no conocías? A veces, en nombre de los mitos del amor romántico, podemos arriesgar incluso nuestra propia energía, poniendo toda la que tenemos en un vínculo del que no recibimos lo mismo. Yo, como te comentaba al principio del capítulo, estuve a punto de iniciar una relación con una persona que era evidente que no se encontraba disponible para mí, pero ahora la pregunta es: ¿qué me pasaba para elegir este tipo de personas? ¿Por qué me sentía atraída constantemente por ellas?

Te animo a que en vez de seguir preguntándote una y otra vez qué es lo que ha hecho que el otro no te quiera, no te mire o no se quede, redirijas la atención hacia ti, hacia dentro, hacia tu historia de vida. Trabájala y encuentra el quid de la cuestión. Eso nunca te lo aportará un vínculo, ni siquiera el de la persona que más has querido. Y sí, para ello es probable que necesites trabajar mano a mano con una profesional de manera individual. En mi caso, he estado en terapia con dos psicólogas que me han enseñado todos aquellos caminos que ni yo misma sabía que había recorrido y que me han demostrado que incluso en el amor más vacío te encuentras a ti misma al fondo del vaso.

Love bombing y estrategias de manipulación

Cuando hablamos de «casis» y de todo lo que nos descolocan por dentro, no podemos dejar de comentar una experiencia que puede que hayas vivido y ni siquiera hayas sido consciente de ello. ¿Alguna vez has conocido a una persona que, en muy poco tiempo, te ha dado demasiado para lo poco que llevabais compartiendo espacio? Recuerdo una vez que conocí a alguien que, en la tercera cita, me preparó una sorpresa: llenó el salón de rosas, con vino, tarta, cena casera... Y yo, atónita, tuve que hacerme la sorprendida. El final de esta historia es desagradable y prefiero saltármelo, pero, en definitiva, era un acto desproporcionado a la relación que teníamos por aquel entonces. Esto es el *love bombing*. Es decir, un comportamiento sobreexagerado, intenso y excesivamente rápido con el objetivo de ganarse tu confianza y lealtad lo antes posible. Puede que al principio lo sientas como un gesto bonito, agradable e incluso te sorprenda la amabilidad y cercanía de esta persona, pero la realidad que hay detrás no es nada agradable. La psicología detrás del *love bombing* es crear una especie de dependencia emocional donde la persona objetivo se siente abrumada por la atención y empieza a asociar esos gestos exagerados con el amor y la seguridad. Sin embargo, a medida que pasa el tiempo, la persona que lo aplica puede cambiar su comportamiento, volviéndose controlador o manipulador. Por eso siempre les repito una y otra vez a todas las personas que conozco que el amor de palacio va despacio. Porque es técnicamente inviable que alguien puedas llevar a cabo estos actos de una manera real por una persona que no conoces de nada.

A veces, además, es muy complicado saber si te han hecho *love bombing* o no, ya que, sobre todo si has tenido una experiencia de vida compleja (falta de cariño, relaciones interpersonales insatisfactorias, etc....), puede aportarte cierto bienestar. Algunas señales que lo delatan podrían ser las siguientes:

1. Al principio de conocer a la persona, mostraba un interés excesivo por saber dónde estabas, con quién, qué te gusta y buscaba estar presente el mayor tiempo posible en tu espacio vital mediante la cercanía física, preguntas, regalos o detalles.

2. Casi desde el principio te asegura querer comprometerse contigo y no tener dudas respecto a la relación (algo que es tremendamente complicado, puesto que conocer a alguien en profundidad lleva su tiempo), te pide exclusividad y demuestra sus sentimientos de manera desproporcionada.

3. A veces te sientes abrumada porque te llama de repente, te escribe constantemente y no acabas de comprender la forma que tiene de comunicarse contigo.

4. Tiende a hacer comentarios negativos sutiles sobre tus vínculos pasados, tus amigos o personas que

están a tu alrededor, e incluso se muestra celoso/a e inseguro/a durante conversaciones respecto a otras personas, redirigiendo la conversación siempre respecto a tu valía.

5. Desde el primer contacto muestra que tiene una visión idealizada de ti: «Nunca había conocido a nadie como tú», «Eres demasiado especial», «Eres la persona más increíble que he conocido...».

6. Se adapta a todos tus gustos, necesidades y planes sin rechistar. Es como si estuvieseis hechos a medida.

Si todo esto te resuena es importante que puedas ponerle nombre, reconocer la situación y, en el caso de que te esté ocurriendo, pedir ayuda profesional y apoyarte en las personas que tienes a tu alrededor. A veces se nos olvida la importancia del entorno social a la hora de enfrentar este tipo de situaciones desagradables, pero desde luego que tus amigas también pueden ser el motor principal para que salgas de donde no estás del todo bien.

Las amigas salvan, pero sobre todo pedir ayuda.

Gaslighting

Otra de las estrategias de manipulación emocional que se pueden utilizar es la de luz de gas. Es una forma de violencia psicológica en la cual una de las personas intenta hacerle creer a la otra que lo que está diciendo no tiene ningún sentido, haciendo caso omiso de su propia realidad, de lo que siente, si tiene o no tiene la razón. Esto hace que la víctima llegue a dudar incluso de cosas que sabe que está sintiendo, sobre su propia memoria o incluso sobre su estado de salud.

Si lo llevamos al ámbito de las parejas, el objetivo de llevar a cabo esta técnica de manipulación es que la otra persona haga lo que tú quieres y sienta lo que tú quieres. Muchas veces nos preguntamos si existen personas malas y, como educadora social que trabajo con todo tipo de colectivos, me ha costado mucho entender la respuesta. Sin embargo, sí he llegado a la conclusión de que hay personas que tienen comportamientos negativos hacia otras de manera consciente y que no siempre vienen acompañados de un diagnóstico de salud mental. Así que sí, es probable que haya personas que utilizan esto de manera consciente.

Pero para profundizar más y poniendo ejemplos concretos, consiste en que la persona que practica el *gaslighting* le dice a la otra persona que no han ocurrido cosas que es evidente que sí han pasado, minimizando lo que está sintiendo o incluso utilizando expresiones como «estás exagerando», «eres demasiado sensible» o «lo que estás diciendo no tiene ningún tipo de sentido». Cuando alguien utiliza este tipo de expresiones con nosotras, evidentemente no está ejerciendo una violencia física, pero las consecuencias que tiene en nuestro cerebro son igual de peligrosas que un puñetazo. Al fin y al cabo, no deja de ser violencia, y tanto tu sistema nervioso como tus emociones lo saben.

Además, el agresor puede utilizar la técnica de atribuir lo que ha hecho, es decir, sus acciones, sus pensamientos o sus emociones a la otra persona. Por tanto, genera un ambiente en el cual él es el único que tiene el control, ya que te hace sentir confundida y sobre todo, invalidada.

Muchas veces tenemos la creencia de que estas cosas solamente les pasan a otros, que no hay nadie en nuestro entorno que esté lo viviendo, sintiendo o siendo víctima de esto.

Sin embargo, esta es una de las técnicas que empiezan a utilizarse en casos de violencia de género, cuando la consecuencia ya no solamente es el empeoramiento de la salud mental de la persona, sino que incluso puede acabar en su asesinato. Cuando insisto en que es importante tener conciencia sobre el tipo relaciones que tenemos, ya no es solo para que tengamos relaciones satisfactorias, sino para protegernos de todas las estrategias que, por parte de algunas personas, se aplican para infundir el daño y crear relaciones desiguales.

Vamos a verlo más claro con el caso de Ana y Juan.

Ana y Juan están en una relación, y Juan está utilizando la técnica de luz de gas en el día a día sin que ella sea consciente.

Ana: «Ayer me pareció que estabas un poco distante durante la cena».

Juan: «No, para nada. Estabas imaginando cosas. Estuve igual que siempre».

Juan minimiza las preocupaciones y emociones de Ana y niega que haya habido un cambio en su comportamiento a pesar de que sí lo ha habido. Ana podría empezar a dudar de su percepción y sentirse insegura sobre sus propios sentimientos, pero lo deja pasar.

Al siguiente día, Ana y Juan discuten sobre los planes para el fin de semana.

Ana: «Quería pasar tiempo juntos este fin de semana, pero siempre pareces tener algo más importante que hacer».

Juan: «Siempre exageras las cosas. ¿Por qué haces un problema de todo? Además, siempre estoy aquí para ti, pero nunca es suficiente».

Juan desacredita los sentimientos de Ana haciéndola sentir que está exagerando y culpándola por tener expectativas poco realistas. Ana podría empezar a cuestionar si está siendo demasiado exigente. Esto está tan normalizado que quizá te preguntes cual sería la mejor respuesta que podría haber dado Juan. No hay una única opción correcta, pero lo que sí es fundamental es comprender que debe existir validación emocional en la pareja y, sobre todo, asertividad.

Ana confronta a Juan sobre unos mensajes inusuales (ya que Juan no suele mantener ese tipo de conversaciones) con una expareja que ha visto en su teléfono mientras estaban cenando.

Ana: «Vi mensajes extraños con tu ex en el teléfono. ¿Puedes explicarlo?».

Juan: «No sé de qué estás hablando. Estás siendo paranoica. Además, ¿por qué siempre tienes que buscar problemas? Deberías ocuparte más de tus propios asuntos».

Juan cambia la realidad al negar una evidencia concreta, que es la existencia de mensajes con su expareja, y proyecta la culpa en Ana, haciéndola sentir que está siendo injusta y posesiva. Ana podría comenzar a cuestionar su propia percepción y sentirse culpable por hacer preguntas.

Juan critica constantemente a Ana en público.

Juan: «Siempre haces el ridículo cuando estamos con amigos, esa forma de reírte es como si fueras una niña pequeña. Deberías aprender a comportarte».

Ana: «¿En serio? No me había dado cuenta... ¿habré quedado muy mal?».

Juan: «Claro, siempre eres así. Deberías escucharme más y hacer lo que te digo, si es por tu bien...».

Juan utiliza críticas constantes para que Ana se sienta mal y, por tanto, tenga una baja autoestima para así poder controlar su comportamiento. Ana podría empezar a aislarse socialmente y a depender cada vez más de la aprobación de Juan.

Como ves el *gaslighting* puede comenzar de manera sutil, con la negación y la minimización, para luego intensificarse a través de tácticas de desacreditación, cambio de realidad, proyección, aislamiento y control. Es crucial reconocer estas señales tempranas y buscar apoyo si te encuentras en una situación similar. Es importarse irse a tiempo.

No es que todas las experiencias con tus casi algo vayan a ir ligadas de estrategias de manipulación, pero como te he recordado en varias ocasiones, este es el lugar seguro al que podrás volver siempre, así que creo que es más que necesario que también podamos darles espacio a estas experiencias.

Ghosting: cómo afrontarlo

Si existe una experiencia común y dolorosa es sin duda esa sensación cuando te preguntas a ti misma: ¿qué ha cambiado de repente? Y no conseguir respuesta, ni la del otro ni la tuya propia. Es tan desgarrador como triste, ya que a pesar de que vuelca toda la responsabilidad en alguien que se ha ido de repente, te carga a la espalda dolores que quizá ya tenías olvidados. Hablo del *ghosting*, es decir, en términos de comportamiento humano, a que la persona con la que estás entablando una comunicación fluida o vinculándote desaparece de la nada sin dar una explicación aparente. Y no sabes el motivo porque hace la bien llamada «bomba de humo».

Las consecuencias de no tener respuestas pueden llegar a ser tremendas para nuestro cerebro, ya que cuando más negamos algo, más necesitamos comprenderlo. Por eso, antes siquiera de buscar una respuesta al porqué de la huida sin frenos, te animo a que te pares y te preguntes: ¿qué te duele?, ¿qué sientes y, concretamente, dónde? Esto, aunque te parezca ilógico, te dará más respuestas que el otro. Cuando digo que te preguntes qué sientes, no es para que me digas que mal, eso es evidente, sino para que tú misma reconozcas qué te duele a la vez que comprendas que es lo lógico y lo adaptativo. Por suerte no somos robots, y si algo enseña esta experiencia que te está incomodando es que: ¡enhorabuena! Tienes emociones y sentimientos y te funcionan bien. ¿Es acaso un problema que te duela algo que ha hecho el otro? En absoluto. ¿Qué sí es un problema en estos casos? Cuando todo nuestro presente comienza a girar en torno a esta maldita idea de que tenemos el control de absolutamente todo.

Si algo he aprendido durante mis años de carrera profesional es que tú tienes la responsabilidad de reconstruir tus heridas, dar color y vida a tu mochila y dejar espacio a lo que duele para poder procesarlo. Sin embargo, hay otras cien mil cosas que se salen de tu control y que, a pesar de ello, te van a doler, y mucho. Por desgracia, en los vínculos (de cualquier tipo, pero más si nos enfocamos en los que tienen que ver con la intimidad sexoafectiva) siempre cabe el riesgo de que el otro no se comporte como nos gustaría (como con ser humano decente, es cierto que merecemos unos mínimos, pero no todo el mundo es capaz de comportarse así por diversas razones), y ahora que es probable que estemos involucradas en este círculo vicioso, poco más podemos hacer que reconocer que duele y buscar enfocarnos de nuevo en nosotras mismas. Pero ¿qué puedo sacar de esta experiencia? ¿Qué banderas rojas no vi o no quise ver y acepté como normales? Te animo a que, como segundo ejercicio antes de escribirle de nuevo, te lo plantees:

BANDERAS ROJAS QUE NO VI
(O NO QUISE VER)

Aclaración: se llaman banderas rojas a todos aquellos comportamientos del otro que nos generaron malestar desde un inicio, ya que no satisfacían nuestras necesidades emocionales, nuestros mínimos o incluso a aquellos comportamientos que podían dejar entrever valores dudosos o cuestionables del otro, así como ciertos rasgos peligrosos para nuestra salud física y/o emocional.

Por ejemplo, en mi caso, y con ese casi algo que me dolió tanto, fueron las siguientes:

1. Hablaba mal de sus exparejas de manera deliberada con términos como «loca»: En las relaciones amorosas siempre hay dos versiones y es cierto que en algunos momentos puede haber situaciones de violencia en las que alguna de las dos partes sufra más, pero hay otro tipo de adjetivos (en mi opinión deberíamos esforzarnos por encontrarlos) que definirían mejor esa relación y/o la ruptura. Para mí, es importante que se hable con cariño, como mínimo con respeto, de las personas que han formado parte de tu vida, puesto que el día que yo me vaya de la tuya, me gustará que esto sea así.

2. Es intermitente: Hay días en los que está muchísimo y otros en los que desaparece o no se muestra accesible sin explicación alguna. Esto no solo me detona, sino que me mantiene en alerta porque de base no hay una constancia que yo considero fundamental para construir cualquier tipo de relación. Cada persona tiene sus necesidades emocionales respecto a la comunicación y estas deben negociarse y poderse reconstruir de manera conjunta, pero a mí me parece fundamental que las de la persona con la que voy a compartir mi espacio sean las mismas que las mías.

3. Apenas me conoce y me dice que me quiere: A muchas personas esto les podría parecer algo positivo, pero la realidad es que los sentimientos se conforman con el tiempo y las relaciones, más aún. Para que me quieras, primero tienes que conocerme, convivir conmigo y descubrir qué guardo dentro. Revisa lo que te explicaba en el apartado del *love bombing*.

4. Que no exista reciprocidad emocional: Que toda la conversación gire en torno a sus necesidades emocionales y no se preocupe por cómo está yendo mi día, cómo me he sentido o cómo veo yo las circunstancias.

El ser consciente de lo que no vi no es (o no pretende ser, al menos) una manera de tirar piedras sobre nuestro propio tejado y hacer de la culpa nuestra compañera, sino de tomar conciencia de aquello que no querríamos repetir para almacenarlo en nuestra memoria emocional a largo plazo de la mejor forma posible, responsabilizándonos de nuestras emociones y dándoles sentido al mismo tiempo que indagamos en nosotras con cariño. Eso sí, repito, todo esto no quitará ni anestesiará el dolor que sentimos ante este rechazo, pero sí nos ayudará a que al menos tenga un sentido.

Ver las *red flags* no es suficiente, sino que es importante aprender a restablecer los límites derivados de todo lo que observamos. Aquí es donde entra en juego la gran dificultad de la vida relacional con el otro, porque no vale con observar y ser consciente, sino que se necesita tomar acción. Por ejemplo, recuerdo el caso de una de las chicas que acompaño individualmente, llamémosla L.:

L. viene a la sesión diciendo que se ha descargado una app de citas para conocer a personas y que se ha creado una descripción enorme porque para ella es importante que tengan en cuenta qué clase de necesidades tiene y qué tipo de relación busca. Me explica, además, que le parece fundamental tener en cuenta diferentes estándares a la hora de conocer a alguien y que cumplan unos mínimos. Hasta ahí, todo bien. Sin embargo, en cuanto indagamos en sus emociones, me explica que me ha contado todo esto porque está sintiendo cosas desagradables al entablar conversaciones con algunas de las personas que está conociendo y que no sabe por qué. Seguimos indagando a través de un ejercicio de educación emocional y en voz alta y en contra de lo que le hubiera gustado, reconoce: «Estoy enfadada conmigo misma, Ro, le estoy dando cientos de oportunidades a desconocidos incluso cuando veo que hay cosas de ellos que no resuenan conmigo por ver qué pasa, por sentirme validada».

Sin embargo, la experiencia de que alguien a quien estamos empezando a involucrar en nuestra vida se vaya sin dar explicaciones puede dejarnos una sensación agridulce e incluso activar emociones como la rabia, el miedo e incluso la ira, y esto tiene un sentido: necesitamos entender los porqués. Creemos que si entendemos por qué el otro se ha ido, mágicamente desaparecerá nuestro malestar y, aunque es bastante probable que este disminuya, las emociones que sientes ahora son tuyas y se merecen ser cuidadas, incluso sin saber la respuesta. ¿Qué sientes respecto a todo lo que te remueve y vives ahora? Esto te dará y aportará mucho más que pensar una y otra vez en porqués ajenos. Una estrategia muy útil para poder frenar este pensamiento compulsivo es el ejercicio del pensamiento aristocrático.

EL PENSAMIENTO ARISTOCRÁTICO

Aprender a gestionar los pensamientos intrusivos es una de las cosas que más me piden en mis sesiones. Sé lo doloroso que puede ser tener un pensamiento una y otra vez en tu mente, pero es importante entender que uno de los signos de que posiblemente tengamos emociones bloqueadas que hay que trabajar son los pensamientos catastróficos que nos vienen a la cabeza.

Así que no te los tomes como tus enemigos, sino como una señal de alarma de que tus emociones necesitan que les prestes atención.

Pero mientras pides ayuda profesional, te dejo aquí un ejercicio para que dudes de todo lo que pienses y tengas la oportunidad de repensar aquello que te está generando malestar.

PERMÍTETE DUDAR, DEBATE CONTIGO

- ¿Es realista pensar que soy un completo inútil, un desastre y que no valgo nada por el hecho de haber cometido un error?

- ¿Qué ventajas tiene pensar de este modo? ¿Y qué desventajas?
- ¿Qué es lo peor que podría pasar si esto ocurre?
- ¿Ha ocurrido esto un número de veces lo suficientemente alto como para que siempre vaya a ser así?
- ¿Donde está la evidencia de que esto sea así?
- ¿Qué piensa mi entorno de esto?

Aun con todas estas herramientas, amiga, siento decirte que nadie está libre de vivir una experiencia como esta, porque no depende única y exclusivamente de nosotras. De hecho, yo misma he experimentado el *ghosting* en mis carnes durante este año, y he de reconocer que no hay tilas que alivien la sensación de que no has sido suficiente, al igual que no hay fórmulas mágicas para que alguien decida quedarse a tu lado y construir un futuro junto a ti.

El amor es un sentimiento que debe nutrirse, pero debe nacer sincero, simple y sencillo. Si no es así, lo más probable es que hayamos confundido cualquier otro concepto con él, y es ahí desde donde podemos empezar a reedificar todo lo que nos hubiera gustado que hubiese sido.

6

La vida nunca vuelve a ser la misma

Volví a casa después de meses en los que había estado viviendo en modo funcionamiento, y pude parar de reflexionar para sentir desde dentro todo lo que había estado trabajando en terapia tras mudarme y decidir empezar a construir mi vida de cero tan lejos de mis raíces, de lo que me ha traído hasta aquí. Durante muchísimos años pensé que mi pueblo, mi hogar, era la cárcel más terrible en la que había tenido el placer de estar. Tanto es así que tuve que emplear todas las estrategias que estuvieron en mi mano para salir corriendo de allí lo antes posible; pero no se puede huir siempre o, al menos, no de ti misma. Por mucho que a veces nos empeñemos en escapar, la vida nos planta enfrente la misma pregunta una y otra vez y da igual la dirección que tomes o lo rápido que consigas avanzar... que, si sigues sin frenar, te darás de bruces contra ella y será la frenada en seco más necesaria de tu vida.

Así es, yo me mudé joven intentando huir de mis demonios, de las piedras de mi mochila, del miedo, del dolor. O eso creía. Me obligué a crear una vida desde cero porque no tenía la fuerza ni la valentía para enfrentar la que ya tenía, porque era tremendamente dolorosa, quizá no para la adulta que soy ahora, sino para la niña que fui en su momento, pero de eso os seguiré hablando a lo largo de este capítulo.

Cuando abrí la puerta de mi patio, chirriaba como siempre y los ladridos de mi perro de fondo se escuchaban a la perfección y, de repente, casi sin darme cuenta, me encontré con él. Fui incapaz de reconocerle, aunque sabía quién era perfectamente. Tenía los ojos más grandes; las ojeras más vacías y el brillo que le caracterizaba ya no estaba; su piel se había oscurecido. Me quedé del todo inmóvil por un par de segundos.

Estábamos de frente y sin decir nada. Nos miramos. Fue una mirada tan larga como triste, tan dura como frágil y tan dolorosa como todos los años que habíamos estado alejados. Casi sin mediar palabra y con una mezcla entre miedo e incomodidad, le pregunté a dónde iba, aunque por la hora y conociendo sus rutinas incambiables, ya sabía cuál era su destino: tomar un café. Aun así, le pregunté porque era el único tema de conversación que nos mantendría juntos por más de un segundo, como si todo se hubiera esfumado y solo la banalidad pudiera reconciliarnos. Cuando me respondió, automáticamente pensé en todos lo que podría explicarle, en todas las aventuras que había vivido esos años, en todas las personas increíbles que había conocido, en todo lo que se había convertido mi vida, en todas las cosas que he descubierto de mí, sin embargo... Solo fui capaz de asentir y continuar la conversación del café. Acto seguido, no supe cómo hacerle entender que le echaba de menos, que era importante para mí y que quizá me hubiera gustado acompañarle a tomárselo, aunque fuera una única vez más. Mientras le seguía mirando y respondiendo a preguntas vacías, por primera vez me di cuenta de todo; fue como si de repente todas las piezas hubieran encajado, noté que todo cobraba sentido, pero que eso me dolía demasiado. Entonces, sin explicación alguna, me despedí, le mentí y le dije que tenía que subir a mi casa porque tenía una reunión; limpiándome las lágrimas con disimulo subí el resto de las escaleras susurrando: «Te quiero, papá». Conseguí llegar al baño y lloré todas las cosas que había reflexionado durante meses.

La realidad detrás de esto es que llevo la mochila cargada de muchas pequeñas grandes cosas que han hecho de mi vida un espacio donde el cariño y el amor siempre se han dejado en segundo plano para dar paso a la productividad y la gran necesidad de salir adelante, fuera como fuera, incluso con la sensación de que el mundo era un lugar inseguro. Porque eso es lo que ocurre exactamente cuándo quienes deberían haberte sostenido no supieron o no pudieron hacerlo. Es decir, esto es lo que ocurre cuando tus referentes no han podido serlo. Que papá y mamá no estuvieran como tú lo necesitabas en tus primeros años de vida, tiene implicaciones directas en cómo percibes tu entorno e incluso en cómo te relacionas con él, porque, aunque no es algo que puedas decidir, ellos son la primera brújula que tendrás dentro de ti antes de enfrentarte al mundo. Esta compleja experiencia se llama **apego** y puedes desarrollar uno más o menos seguro en función de diferentes variables. En mi caso, mi apego, es decir, mi forma de relacionarme con la intimidad y percibir lo que me rodea ha tenido una tendencia insegura y sus consecuencias han impactado directamente en mi vida social, emocional y relacional. Esto se debe a que la mente emerge partir de las relaciones tempranas con los cuidadores primarios,[16] esa mente con la que de manera inevitable vamos a compartir espacio y tiempo durante toda nuestra vida. Podríamos decir que basado en la teoría que John Bowlby creó hacia el año 1998, el apego es uno de los factores que podrían influir en cómo sientes ahora, así que me gustaría profundizar en él, pero antes que nada es importante hacer una aclaración: actualmente se ha viralizado el uso de esta palabra para explicar diferentes conceptos y es una muy buena noticia, ya que eso significa que la psicología se está acercando a las necesidades presentes de las personas. Sin embargo, sí creo que no se acaba de entender bien, que todo el mundo la usa, pero nadie se ha parado a analizarla.

El apego, estrictamente hablando, sería ese sistema que se activa en un niño o niña ante situaciones nuevas que no conoce e influye en su autoestima también a través del vínculo que desarrolla con sus cuidadores de referencia. Para que veas cómo se desarrolla el apego seguro desde la infancia hasta la adultez, te propongo seguir esta historia: el niño se siente cómodo explorando el mundo porque sabe que sus padres están ahí para él cuando los necesita, no tiene miedo de abrirse y darse a conocer porque siempre puede volver a un lugar estable y seguro que le dará las herramientas que necesita para gestionarse. Esta sensación de seguridad le permite formar relaciones saludables a lo largo de su vida, confiando en los demás y siendo capaz de manejar conflictos de manera constructiva. En la adultez, es probable que mantenga relaciones estables y satisfactorias, ya que aprendió a establecer vínculos seguros desde una edad temprana. Pero esto, aunque es lo ideal, no es siempre así.

El apego está condicionado por las relaciones parentales, sí, pero también con el resto de las personas que vamos conociendo a lo largo de nuestra vida. Y esto no siempre es tan idílico. Actualmente vivimos en una sociedad que tiene diferentes problemáticas vinculadas al desarrollo social y la crianza no siempre puede desarrollarse en las mejores condiciones sociales, económicas o psicológicas por parte de los padres, lo que da lugar a que no siempre el niño o niña se desarrolle en entornos seguros que favorezcan su crecimiento. Esto he podido observarlo a nivel profesional, ya que he tenido la suerte de trabajar como educadora social en diferentes centros de menores, gracias a lo que he tomado conciencia de la diversidad de situaciones y escenarios a los que las familias se enfrentan, sobre todo derivados del aumento de la pobreza en España. Según UNICEF,[17] de hecho, España es el lugar con la mayor tasa de pobreza infantil de la UE, y esto no es algo puntual que no tenga consecuencias directas en cómo las familias se enfrentan a la crianza de sus criaturas, sino que es determinante. ¿Cómo vamos a exigir a las familias que sean entornos seguros si no se le proporciona ni siquiera lo que se necesita a nivel vital para la supervivencia y estabilidad de su hogar? ¿Cómo pretendemos que los niños y las niñas crezcan con un apego seguro si no hay acceso a un sistema público de calidad en el que se atiendan las necesidades psicológicas de la población? ¿Cómo podemos ser tan hipócritas de querer tener adultos cuerdos, coherentes y con relaciones sanas si nadie nos enseña a priorizar nuestras necesidades?

En definitiva, desde mi perspectiva no existen las condiciones socioeconómicas y demográficas que debería haber para que se genere esta seguridad. Cuando una familia es disfuncional por los motivos que sea, esto va a impactar directamente en cómo ese bebé verá el mundo. Por ejemplo, el bebé crecerá con un apego inseguro en el caso de madres y padres con alguna problemática que afecte directamente a la crianza y, sobre todo, afectará a la forma que ese futuro adulto tendrá de relacionarse consigo mismo, pero sobre todo con el resto. Me parece crucial dar voz a estas realidades, no para justificar las acciones llevadas a cabo por adultos de referencia ante sus hijos, y muchísimo menos para poner una tirita en heridas que siguen abiertas. Es fundamental ponerle nombre y comprender su contexto porque es algo que afecta a muchísimas personas en la actualidad y que se encuentra tras la bandera envuelta de la mentira de que «todas las familias son perfectas, nadie habla».

Este apego inseguro crea en el bebé una serie de esquemas cognitivos distorsionados y pautas de interacción emocional disfuncionales que provocan perfiles de personalidad tendentes a la dependencia. Esta se puede generar hacia relaciones personales (emocional) o hacia sustancias tóxicas, entre otras.

No eres rara si tu familia no es como las que todos hemos visto en las películas y tampoco hay nada malo en ti porque tu realidad no haya sido como la del resto. Querida amiga y lectora, no sabes cuánto te entiendo, pero... sé de primera mano que, a veces, las relaciones familiares pueden ser como laberintos complejos donde nada ni nadie te comprende y te sientes completamente perdida, ¿verdad? Quiero que sepas que no estás sola en este sentimiento de culpa, tristeza y esa sensación de no ser comprendida en medio de esta complejidad. A veces, nuestras familias, aunque nos amen profundamente, pueden resultar enredadas y difíciles de navegar, pero eso no quiere decir que al abrir este cajón todo se vaya a desordenar de golpe. No tengas miedo a reconocer, conocerte y conocerlos mejor. Se necesita tiempo para transitar todo lo que te ha traído hasta aquí, pero en el caso de que lo que expliquemos en las siguientes líneas te remueve, permítete darte la oportunidad de pedir ayuda e integrarlo. Pero sí, te entiendo, es normal sentirse abrumada por esta montaña rusa de emociones. Es como si te tocara cargar una mochila llena de responsabilidades y expectativas que no pediste. Sin embargo, quiero recordarte algo importante: no eres responsable de todo lo que sucede en esas relaciones. No puedes controlar las reacciones de los demás ni debes cargar con toda la responsabilidad de resolver cada problema. La culpa es una sombra pesada que a menudo nos persigue cuando las cosas no funcionan bien. Pero permíteme decirte que mereces ser tú misma y vivir tu vida, incluso aunque no cuadre en el estándar que se supone que debería ser a ojos del resto. Mereces sentirte libre de esa carga emocional. Tu paz es esencial, y a veces eso significa tomar distancia para protegerte y sanar. No hay egoísmo en cuidarte a ti misma. La tristeza que sientes es real y está bien permitirte llorar, desahogarte y procesar esas emociones. Encontrarás personas que te comprendan, incluso si no comparten tu historia familiar, porque el amor y el apoyo pueden venir de diversos lugares. Sé que encontrar el equilibrio entre cuidarte y mantener esas conexiones familiares puede ser abrumador. No hay una respuesta única ni una solución inmediata, pero ten la seguridad de que estás haciendo lo mejor que puedes con las herramientas que tienes en este momento. Quizá sea útil buscar ayuda externa, ya sea a través de amigos cercanos, un terapeuta o grupos de apoyo, para encontrar perspectivas nuevas y estrategias para manejar estos desafíos familiares. Mientras tanto, estoy aquí para ti, para intentar conectar con todo eso que nadie te ha explicado pero que te ha traído hasta aquí y hace que lo que sientas ahora sea real.

Así que, con la calma de que las emociones no son peligrosas y que la información es poder, vamos a adentrarnos en el mundo del apego.

Apego seguro

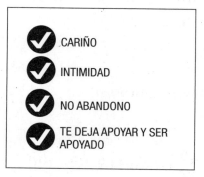

✓ CARIÑO

✓ INTIMIDAD

✓ NO ABANDONO

✓ TE DEJA APOYAR Y SER APOYADO

Imagínate conocer a alguien y permitirle entrar, sin miedo, sin temor, con ganas de descubrir y descubrirte a ti misma en esta nueva experiencia. Imagínate tener miedo y poder encontrar en el otro las respuestas que necesitas porque te atreves a hacer las preguntas cuya respuesta realmente necesitas saber y haces de la duda tu compañera. Imagínate querer bien y permitir que hagan del cariño la compañía perfecta para cualquier noche, incluso esa en la que la luna se esconde detrás de los nubarrones de todo lo que os atormenta. Imagínate encontrar en el otro cosas diferentes a lo que buscabas y mirarlas con el mismo amor con el que ves tu película favorita. Imagínate saber querer y permitir que lo hagan también contigo. Imagínate, tan solo por un momento, que es fácil y que el árbol da sus frutos porque ambos podéis regarlo día a día, aunque cada uno esté en su parte del jardín. Pues eso, amiga, ni más ni menos, es la definición del apego seguro si lo enfocamos en cómo se vería reflejado en una pareja.

Apego inseguro: ansioso

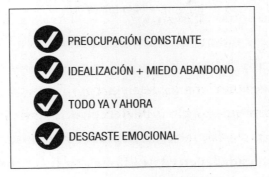

- ✓ PREOCUPACIÓN CONSTANTE
- ✓ IDEALIZACIÓN + MIEDO ABANDONO
- ✓ TODO YA Y AHORA
- ✓ DESGASTE EMOCIONAL

Imagínate que soy una persona con un apego ansioso. Siento constantemente la necesidad de asegurarme de que mis seres queridos me quieren y me valoran y convivo con el miedo permanente de que las personas que hoy forman parte de mi vida y son importantes para mí no me sostendrán ni cuidarán siempre.

A menudo me preocupa que puedan alejarse de mí, lo que me genera ansiedad y me hace buscar su atención y validación de las formas más creativas que te imagines. A veces, me cuesta sentirme segura en las relaciones, y esos miedos pueden generar altibajos emocionales. Estoy siempre en alerta porque temo que me abandonen o rechacen, y eso afecta la manera en que me relaciono con los demás. Todo esto lo vivo hacia dentro con miedo, inseguridad y la culpabilidad de no poder convivir con la calma tanto como me gustaría. Sin embargo, es verdad que cuando me involucro con alguien, todo mi sistema de apego se activa y vuelvo a ser esa niña que nunca entendió el mundo como un lugar seguro; vuelvo a ese hogar ambivalente y me quedo sentada esperando un amor que nunca acaba de llegar del todo o de ser suficiente para mí, incluso aunque lo tenga delante.

Siempre he sentido un deseo profundo de conexión emocional con las personas que amo. Para mí, la cercanía es una necesidad, pero a veces esta puede ser abrumadora porque absolutamente toda mi energía va dirigida hacia esa persona ajena a mí, y ese ritmo constante es devastador. Desde pequeña, recuerdo buscar continuamente la validación y el afecto de mis padres y amigos, siempre he necesitado esa palabra de más o ese refuerzo que quizá en un primer momento no tuve y ahora lo exijo, quizá de una manera poco adaptativa, pero es lo que siento que necesito.

En mis relaciones, tiendo a preocuparme mucho por si las personas se alejan. Desde el primer momento de conocernos ya he vivido trece posibles despedidas antes de que me enseñes tu piso siquiera. Con frecuencia busco señales de amor y seguridad a través de tus mensajes o de que me repitas ciertas cosas que a mí me hacen sentirme tranquila, pero sé que eso es injusto, ya que no siempre se puede estar ahí cuando la vida pesa. La incertidumbre y el miedo al abandono pueden llevarme a sentir ansiedad en situaciones en las que siento que mi pareja o mis amigos podrían estar distantes, y es cierto que me agota la energía, pero siempre estoy pendiente a cualquier mínima señal que me indique que a alguien le pasa algo. Vivo en una alerta constante.

A menudo, me preocupa si estoy siendo lo suficientemente buena para las personas que son importantes para mí; por la cabeza me rondan preguntas como: ¿qué podría haber hecho mejor?, ¿lo dije mal?, ¿cometí ese error?, ¿me seguirá queriendo?, ¿se cansará de mí? Esa búsqueda continua de confirmación puede generar tensión en mis relaciones, ya que a veces busco tanto esa validación que termino sintiéndome frustrada o decepcionada cuando no la encuentro. Esto incluso me ha generado discusiones con personas que quiero y ahora, al verlo en perspectiva, puedo identificarlo, aunque en el momento me abruma tanto que es muy complicado.

Estoy trabajando en comprender mis propias necesidades emocionales y en encontrar formas más sanas de gestionar mis ansiedades. Quiero aprender a confiar más en mí misma y a encontrar un equilibrio entre mi deseo de conexión y mi capacidad para mantenerme regulada por mis propios medios.

Apego inseguro: evitativo

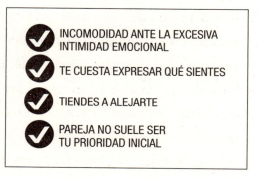

- INCOMODIDAD ANTE LA EXCESIVA INTIMIDAD EMOCIONAL
- TE CUESTA EXPRESAR QUÉ SIENTES
- TIENDES A ALEJARTE
- PAREJA NO SUELE SER TU PRIORIDAD INICIAL

Imagínate que soy alguien con un apego evitativo. A menudo me encuentro manteniendo cierta distancia emocional en mis relaciones y eso no significa que la persona no me importe o que no me quiera vincular con ella. Aunque quiero estar cerca de los demás, me resulta difícil confiar y abrirme por completo, lo que hace que nunca genere conexiones fuertes con el resto y me sienta sola, aunque nunca me oirás decirlo en voz alta. A veces, me siento incómoda cuando las relaciones se vuelven demasiado cercanas a nivel emocional y tiendo a buscar independencia en este sentido. Nadie me enseñó que el cariño y el compromiso con el otro deberían estar presentes en la relación.

Aunque anhelo conexiones cercanas, a veces me siento más segura manteniendo cierta distancia para proteger mis emociones. Pude que una parte de mí, aunque no esté segura de lo que está haciendo, busque no volver a sentirse expuesta a la necesidad de que el otro esté y que, sin embargo, nunca aparezca por la puerta. Siempre he valorado mi espacio personal y he sido muy reservada con mis sentimientos. Para ser sincera conmigo misma, siento que, si no los expongo, no se harán reales, ya que siempre he tenido que salir adelante yo sola y esa nunca ha sido una herramienta que haya utilizado para enfrentarme a los retos de la vida.

A pesar de que disfruto de las relaciones, la idea de abrirme por completo me resulta un tanto aterradora. ¿Qué pasa si me rompo y vuelvo a tocar de pleno con la soledad? Me da pánico. Además, en el pasado, he tenido parejas y amistades maravillosas, pero siempre llega un momento en el que siento que necesito mantener cierta distancia. No es un mecanismo que yo elija y vivo enfadada conmigo misma, ya que, al fin y al cabo, me aleja de cosas que me resultan agradables cuando se activa mi sistema de apego. No es que no quiera estar cerca de ellos, sino que algo dentro de mí se siente incómodo cuando las cosas se vuelven demasiado intensas emocionalmente. Nadie me enseñó a querer con palabras y actos; siempre he existido yo frente al mundo.

Puedo sentirme atrapada entre el deseo de tener conexiones significativas y esta sensación interna de necesitar mi propio espacio. A veces, me encuentro replegada en mi caparazón emocional, lo cual puede ser solitario. A pesar de querer profundizar en las relaciones, esa necesidad de protegerme es más fuerte y termino alejándome. Creo que desde lejos la caída no dolerá tanto; prefiero no exponerme que atreverme y quedarme sin mi arma de protección: mi independencia.

Estoy trabajando en ello, tratando de entender mejor mis propias barreras emocionales y aprendiendo a permitirme ser vulnerable cuando sea necesario. Quiero encontrar esa armonía entre mi necesidad de espacio y la capacidad de estar más abierta en mis relaciones.

Al fin y al cabo, no fui más que una niña a la que no supieron sostener cuando había emociones difíciles de por medio. Puede que cuando aprobara me dijeran que lo estaba haciendo bien... pero ¿qué pasaba cuando sentía miedo o dolor? Lo más probable es que no pasara nada, pero tuve que reaprender a sobrevivir. Como nadie me enseñó a sostener cualquier emoción desagradable e intensa, pues simplemente aprendí a no sentirlas y, por tanto, me va a costar muchísimo más identificarla en el otro también.

Apego inseguro: desorganizado

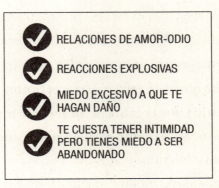

RELACIONES DE AMOR-ODIO

REACCIONES EXPLOSIVAS

MIEDO EXCESIVO A QUE TE HAGAN DAÑO

TE CUESTA TENER INTIMIDAD PERO TIENES MIEDO A SER ABANDONADO

Desde mi infancia, recuerdo la sensación de estar atrapada en un torbellino emocional. Es como si hubiera vivido mi vida en velocidad 2,5 constantemente. Recuerdo que me han ocurrido tantas cosas que a veces me gustaría poder echar la vista atrás y no sentir tantísima incertidumbre. Mis padres tenían problemas propios y nuestras interacciones oscilaban entre momentos de cariño y seguridad a otros marcados por la inestabilidad y el miedo. Esto me dejó con una profunda confusión sobre cómo relacionarme, me cuesta muchísimo interpretar la forma en la que los demás quieren estar conmigo y eso hace que me sienta perdida y a veces actúe sin sentido, porque realmente tampoco lo tengo dentro de mí.

En mis relaciones actuales, a menudo experimento un constante vaivén emocional. Por un lado, anhelo conexión emocional y busco la cercanía, la validación y la seguridad que tanto ansío. Pero, por otro lado, cuando la relación se vuelve demasiado cercana o intensa, experimento una ansiedad abrumadora y una necesidad imperiosa de alejarme para protegerme a mí misma. Las personas con las que comparto espacio y tiempo me han comunicado que suelo tener reacciones de todo o nada, y esto hace que me vincule de una forma muy intensa y genere cierta intermitencia y confusión, incluso con las personas que quiero. Me siento extremadamente cansada, ya que sostener esto con toda la energía que implica no es fácil y es agotador.

Esta lucha interna afecta profundamente a mis relaciones. Algunos momentos me siento como si estuviera emocionalmente desconectada, mantengo una distancia segura de las personas a mi alrededor. Sin embargo, en otros puedo buscar esa conexión y validación con desesperación, lo que puede ser abrumador tanto para mí como para aquellos que me rodean. Es como si este punto medio que todo el mundo encuentra entre lo que quiere y lo que quieren los demás yo, lo siento extremadamente inalcanzable.

Estoy en un proceso de autoexploración y tratamiento para comprender mejor estas dinámicas emocionales. Busco sanar las heridas del pasado para poder establecer relaciones más estables y satisfactorias en el presente. Es un viaje complejo y desafiante, pero estoy comprometida a trabajar en mí misma para encontrar un equilibrio más sólido.

Es probable que te hayas sentido identificada con alguno más que otro. Sin embargo, si te cuesta muchísimo tener una tendencia y sientes que es todo un poco caótico, es probable que quizá se deba a las situaciones que has vivido en tu vida. Y es aquí donde entraría el apego desorganizado que estábamos viendo. Personalmente, me he sentido reflejada con esta tendencia durante muchísimos años, y no fue hasta que empecé a formarme como educadora que comprendí los motivos.

Una vez has analizado cuál es tu tipo de apego, quiero que mires hacia dentro, que pienses en ti como esa niña que fuiste y no como la adulta que eres ahora. Me gustaría que pudieras utilizar la ternura para conectar con ella, incluso te permitas traerla hasta tu presente. Muchas veces intentamos solucionar los problemas desde nuestra yo adulta, esa que sabe gestionar, mirar hacia delante, quererse, que es buena trabajadora, buena amiga y, quizá, esa persona que lo tiene todo colocado. Sin embargo, esto no es realista porque tú eres muchas cosas y, entre ellas, la niña que también fuiste. Sé que a veces da miedo conectar con el pasado por miedo a que se quede con nosotras la sensación de que no vamos a avanzar. Es normal que nos dé miedo traer al presente a la niña que nunca nadie supo mirar, cuidar y respetar como le hubiera gustado. Pero si algo tengo claro es que esa es la única forma de poder darle lo que necesita. Y esta es la gran respuesta a por qué duele tanto: porque, aunque sea difícil de creer, no te duele a ti sola, le duele a esa niña que nadie miraba o que solo lo hacían cuando ya no quedaba otra. Le duele a la versión de ti que se quedó por el camino esperando a que alguien viniera a buscarla, y también le duele a todas las veces en las que nadie eligió tu nombre para salir a la pizarra. Le duele a la niña que no fue, a la que fue demasiado, a la que se enterró en todo lo que debía callar, pero también a la que habló de más. Duele tanto porque no estás sola, sino al lado de todas las versiones de ti que te asusta reconocer por todo lo que traen consigo, como si hubiera sido su culpa funcionar de la forma en la que lo hicieron, como si hubieran tenido un manual para enfrentarse a todos los retos que la vida, de manera injusta, le había puesto por delante.

Y es esa versión de ti la que hoy te necesita. Por eso no quiero que te quedes con la teoría y que simplemente sepas hacia dónde va tu tendencia de apego; quiero que traigamos juntas a esa niña y te des por primera vez la oportunidad de reconocerla y reconectar con todo lo que nadie supo darle y que tú ahora vas a poder aportarle como la gran adulta que eres.

Uno de los mayores duelos que tendremos que vivir es aceptar que la familia que tuvimos y las versiones nuestras del pasado no son probablemente las que nos hubieran gustado y que, sin embargo, merecen de nuestro amor y nuestro cariño igual que cualquier otra. Por eso, a modo de ritual y de espacio para ti misma, me gustaría que pudieras hacer lo siguiente:

EJERCICIO: TODO LO QUE FUI

- Busca una foto tuya de niña, una que recuerdes con especial cariño, y pégala en tu lugar seguro.
- Escribe todas las cosas que te hubiera gustado que supiera y que nadie pudo decirle y explícale cómo vas a poder dárselas ahora.
- Haz un ritual para llevarla contigo siempre y ser más compasiva con ella. Por ejemplo, una pulsera, un amuleto, algo que te conecte con su esencia y te permita recordarla y tenerla cerca de ti.

En realidad, cuando me veo a mí misma reflejada en estas líneas, te imagino a ti haciendo el ejercicio y no puedo evitar que me duela el pecho. Me duele cuando miro hacia atrás y veo todo lo que pude haber sido y no fui porque mis circunstancias no me dejaron ser, y me duele pensar que a ti te ha podido pasar lo mismo. Me duele cuando se me juzga desde unos ojos ajenos y no se comprende el dolor que llevo dentro ni las gafas que tuve que ponerme para sobrevivir a la sensación de sentirme completamente sola, y me duele que te haya dolido a ti.

Duele todo lo que te callaste y nunca pudiste contarle a nadie porque la culpa te invadía, esa culpa que no entendías y te envolvía en cientos de preguntas sin respuesta y noches sin dormir. Siempre digo que el duelo más duro que tendremos que aceptar todos y cada uno de los seres de la Tierra es el de dejar de idealizar lo que se supone que deberíamos haber vivido y dar espacio a lo que tenemos realmente dentro: nuestras heridas de la infancia, nuestras primeras relaciones, lo que creímos que es el amor... Tantas cosas que nos hacen ser quienes somos y que nos han hecho llegar hasta donde estamos ahora. Todas estas cosas, aunque ahora escuezan, duelan o a veces supuren, nos recuerdan quiénes somos, lo que hemos sido y, sobre todo, nos hacen de guías para que reconozcamos hacia dónde queremos ir. Todas estas heridas o cicatrices que llevamos dentro nos conectan con lo más real que podemos tener: nuestra esencia.

A veces, desde la rapidez del día a día, se nos olvida que todas cargamos con heridas a la espalda, y se nos olvida que tú también actuaste desde ellas porque cuando te las causaron, no tenías la perspectiva ni la experiencia necesaria para comprender lo que estaba ocurriendo de verdad, y seguramente tampoco tuvieras referentes que te enseñaran cómo tenías que manejar esas emociones que se te quedaban dentro de la garganta sin salir. Necesitabas que pasara todo este tiempo para que tus habilidades y tu gestión emocional te convirtieran en la mujer adulta que eres hoy. Todo necesitaba colocarse y es por ese motivo por el cual en muchas ocasiones no entendías lo que hoy ves claro con las gafas del ahora.

No estás rota, no estás mal hecha, simplemente no sabías hacerlo de otra forma y por eso has llegado hasta aquí. Y por eso todo te dolía tanto.

Epílogo

Carta a la niña que fui

Si pudiera ser honesta contigo, te diría exactamente qué es lo que tienes que hacer para no sufrir tanto.

Te diría cuáles son los caminos por los cuales no tienes que andar, las personas a las que no tienes que conocer, el malestar que podrás ahorrarte si dices que no.

Me gustaría decirte quién va a ser la persona que te va a marcar, quién va a ser la que te va a vaciar, y sobre todo me gustaría enseñarte todos los lugares que he visto con mis propios ojos y que tú nunca habrías imaginado que veríamos. Pero entonces me estaría fallando a mí, porque si hago todo eso para protegerte, para cuidarte, dejaría de ser yo.

Si te diera el manual de instrucciones para que tomaras el camino correcto, perderías la sensibilidad que vas a ganar, la resiliencia, la humanidad, la ternura y la capacidad mágica que tienes de conectar con el mundo y con las personas.

Por eso, aunque tenga el corazón en un puño y me muera de ganas de ponértelo más fácil, solo te voy a pedir una cosa: vuelve a ti siempre que lo necesites. A veces te morirás de ganas de tirar la toalla, incluso te perderás pensando que nunca encontrarás la llave para abrir la puerta a un lugar donde no estés tan desgastada.

Sería una cobarde si te dijera que no quiero correr a abrazarte y decirte todo lo que me has aportado. Sería mentira si te dijera que no te he odiado más de treinta veces y te engañaría si te dijera que siempre me he llevado bien contigo.

La verdad es que me he pasado la mayor parte de mi vida peleada contigo, pensando que alejándote de mí todo se solucionaría.

Sería una cobarde también si no te confesara que me da pánico que puedas leer esto algún día, porque no quiero ser otra adulta que te falle, y tampoco quiero que te acostumbres a un silencio sin sentido.

A veces, he llegado a pensar que por tu culpa nunca podría recuperar la calma, pero la realidad ha resultado ser todo lo contrario: es que nadie nos había explicado, mi niña, que todo lo que necesitábamos estaba dentro. Nadie

nos había dicho que no tenemos nada malo, que nos mere-
cemos que nos miren, que nos quieran y, sobre todo, te me-
reces que sea yo ahora la que coja las riendas y te demues-
tre todos y cada uno de los días de mi vida que merece la
pena vivirla.

Agradecimientos

Todo esto no hubiera sido posible sin re-aprender lo que es el amor para mí, todo esto no habría sido posible sin la familia que elegí sin querer, y que queriendo me han salvado una y mil veces de mí y de todos los demonios que cargaba en la mochila sin saberlo, con tan solo una llamada. Todo lo que hago en mi vida siempre a vuestro lado: *amigas*.

Notas

1. <https://www.who.int/es/news-room/fact-sheets/detail/child-maltreatment#:~:text=Datos%20y%20cifras%201%20Casi%203%20de%20cada,ten%C3%ADan%20entre%200%20y%2017%20a%C3%B1os.%20M%C3%A1s%20elementos>, <https://www.savethechildren.es/sites/default/files/2021-11/Los_abusos_sexuales_hacia_la_infancia_en_ESP.pdf>.

2. <http://www.scielo.org.co/scielo.php?pid=S0121-43812013000200003&script=sci_arttext>.

3. Cole *et al.*, «What's Right With Men? Gender Role Socialization and Men's Positive Functioning», *American Journal of Men's Health*, 13 (1), 1-12, <http: //dx.doi.org/10.1177/1557988318806074, 2019; García-Pérez *et al.*, «Preferencias relacionales de género en el contexto escolar: Una nueva medida para el diagnóstico de relaciones de género en educación», *Relieve*, 22 (1), 1-21. <https://doi.org/10.7203/relieve.22.1.6877, 2016>.

4. <https://www.inmujeres.gob.es/MujerCifras/Informes/Docs/principales_indicadores_2023.pdf>.

5. Bonilla-Algovia, E., Rivas-Rivero, E., y Pascual Gómez, I.

(2021). «Mitos del amor romántico en adolescentes: relación con el sexismo y variables procedentes de la socialización», *Educación XX1*, 24(2), 441-464. https://doi.org/10.5944/educXX1.28514.

6. Es esencial comprender que la asexualidad es una identidad sexual válida y legítima, no una disfunción o un problema que necesite ser «corregido». Las personas asexuales pueden experimentar una gama completa de orientaciones románticas, desde ser asexuales arrománticos (sin atracción sexual ni romántica) hasta sentir atracción romántica pero no sexual. Es importante respetar y aceptar la diversidad de orientaciones sexuales, incluida la asexualidad, y comprender que la ausencia de atracción sexual y física no limita la capacidad de una persona para tener relaciones íntimas, afectivas o emocionales significativas.

7. <https://www.scielo.cl/scielo.php?pid=S0717-92272008000300002&script=sci_arttext>.

8. <https://www.tandfonline.com/doi/abs/10.1080/00224499.2020.1787318>.

9. <https://www.sciencedirect.com/science/article/abs/pii/S1283081X14684423>.

10. Tennov, Dorothy, *Love and limerence: The experience of being in love*, Lanham, 1998, (Estados Unidos), Scarborough House.

11. <https://dialnet.unirioja.es/servlet/tesis?codigo=158914>.

12. <https://www.scielo.sa.cr/scielo.php?pid=S1409-00152003000200005&script=sci_arttext>.

13. <https://d1wqtxts1xzle7.cloudfront.net/46741029/Ruptura_matrimonial_un_proceso_de_duelo___Arriagada__Ruiz__Zicavo_Mayo_2016-libre.pdf?1466712343=&response-content-disposition=inline%3B+filename%3DRevista_cientifica_y_profesional_de_la_A.pdf&Expires=1702829872&Signature=TCCz7cn~DcEUn5Ztjw9LF6~YyoK-4c7er6Fvba3Byg70NNIY6frNijzxfXmsWFDzFTXbIhwVifO9ynzKCgviX-7bar0g1y3vqBXgn1md1bnXAjKzj4G5tk-

gA0AYAZkXmEYOvEKNnlULhJgbe6v-mo0NRZDtJfjN8uIMhcf
~qF8oO-nQGfDr1od22NVltIJ4~K9McSNSX5gZqKLsth7iZyTPIf
2TULxgq87yQEG2N8F~SmCb2GQHyCc~7cU9JXYsVsbdv3TP
68F3EyfLOes0056p5TMutExxbKm-gFK-PbWusZLpW2KerCdRs-
XpXiQwISeNLjDnXFOx7rlsAa-Dmw__&Key-Pair-Id=APKAJL
OHF5GGSLRBV4ZA>.

14. Kübler-Ross, Elisabeth, *Sobre la muerte y los moribundos*, Debolsillo, Barcelona, 2010.

15. Cuando hablo de encontrarse emocionalmente disponible, me refiero a que se está abierto a conectar en un sentido emocional y de manera íntima con otras personas a nivel afectivo-romántico.

16. Milozzi, «Revisión sistemática sobre la relación entre Apego y Regulación Emocional», Revista de psicología Unemi, vol. 6, n.º 011, julio-diciembre de 2022. pp. 70-86. <https://www.academia.edu/83575635/REVISTA_PSICOLOG%C3%8DA_UNEMI?hbsb-sw=106861990>.

17. <https://www.unicef.es/noticia/pobreza-infantil-espana-obtiene-la-peor-nota-en-la-union-europea>.

Bibliografía

Ainsworth, M. D. S., «Object relations, dependency, and attachment: A theoretical review of the infant-mother relationship», *Child development*, 40 (4), 1969, pp. 969-1025.

Banco de España, *Informe de la situación financiera de los hogares y las empresas*, 2023, <https://www.bde.es/f/webbe/SES/Secciones/Publicaciones/Informe situacionfinancierafamiliasyempresas/2023/S1/Fich/SituacionFinanciera_012023.pdf>.

Barg Beltrame, G., «Bases neurobiológicas del apego: revisión temática. *Ciencias Psicológicas*, 2011, 5(1), 69-81, <http://www.scielo.edu.uy/scielo.php?script=sci_arttext&pid=S1688-42212011000100007&lng=es&tlng=es>.

Benlloch Bueno, S., «Teoría del Apego en la Práctica Clínica: Revisión teórica y Recomendaciones», *Revista de Psicoterapia*, 2020, 31(116), 169-189. <https://doi.org/10.33898/rdp.v31i116.34>.

Earp, B. D., O. A. Wudarczyk, B. Foddy y J. Savulescu, «Addicted To Love: What Is Love Addiction and When Should It Be Treated?», *Philos Psychiatry & Psychology*, 24(1) (marzo de 2017), pp. 77-92, <https://pubmed.ncbi.nlm.nih.gov/28381923/>.

«España obtiene la peor nota en pobreza infantil de la Unión Europea, según Unicef», *COPE*, 2023, <https://www.cope.es/actualidad/sociedad/noticias/espana-obtiene-peor-nota-pobreza-infantil-union-europea-segun-unicef20231206_3037968#:~:text=Espa%C3%B1a%20es%20el%20pa%C3%ADs%20de%20la%20Uni%C3%B3n%20Europea,Report%20Card%2018%20de%20su%20Oficina%20de%20Investigaci%C3%B3n>.

Federación de Asociaciones de Madres Solteras, *Las familias monoparentales en España*, https://www.inmujeres.gob.es/areasTematicas/AreaEstudiosInvestigacion/docs/Estudios/Familias_monoparentales_en_Espana.pdf.

Galán Rodríguez, Antonio, «El apego: Más allá de un concepto inspirador», *Revista de la Asociación Española de Neuropsiquiatría*, 2010, 30(4), 581-595, <http://scielo.isciii.es/scielo.php?script=sci_arttext&pid=S0211-57352010000400003&lng=es&tlng=es>.

Hartshorne, J. K., L. T. Germine, «When Does Cognitive Functioning Peak? The Synchronous Rise and Fall of Different Cognitive Abilities Across the Life Span», 26(4) (abril de 2015), pp. 433-43, <https://pubmed.ncbi. nlm.nih.gov/25770099/>.

Instituto Nacional de Estadística, *España en cifras*, España, 2023, <https://ine.es/infografias/infografia_espa na_cifras2023.pdf>.

Malo, Pablo, «Creencias Funcionales y Creencias Sociales», Evolución y neurociencias, 22 de diciembre de 2017, <https://evolucionyneurociencias.blogspot. com/2017/12/creencias-funcionales-y-creencias. html>.

Martínez Capdevila, Maria Laura, «El cerebro enamorado. Aproximaciones teórico-metodológicas vinculadas al "amor romántico" en adolescentes», *II Jornadas de Estudios de la Performance*, Universidad de Córdoba, 2014, <https://rdu.unc.edu.ar/handle/ 11086/2420>.

Rodríguez Salazar, Tania, «El amor en las ciencias sociales: cuatro visiones teóricas», *Culturales*, Mexicali, vol. 8, n.º 15 (junio de 2012), pp. 155-180, <http:// www.scielo.org.mx/scielo.php?script=sci_arttex t&pid=S1870-11912012000100007&lng=es&nrm= iso>.